Kohlhammer

Peter Altmeyer
Stefanie Reich

Hautkrebs –
Ein oft unterschätztes Risiko

Risikofaktoren, Diagnostik, Therapie und Prognose

Verlag W. Kohlhammer

1. Auflage 2006

Alle Rechte vorbehalten
© 2006 W. Kohlhammer GmbH Stuttgart
Umschlag: Data Images GmbH
Gesamtherstellung:
W. Kohlhammer Druckerei GmbH + Co. KG, Stuttgart
Printed in Germany

ISBN-10: 3-17-018620-5
ISBN-13: 978-3-17-018620-0

Inhalt

Vorwort

Weltweit zeigte sich in den letzten Jahrzehnten eine deutliche Zunahme von Hautkrebs. Die Häufigkeit von Basalzellkarzinomen und Plattenepithelkarzinomen verfünffachte sich beinahe von den 70er zu den 90er Jahren. Für das maligne Melanom, den schwarzen Hautkrebs, wird weltweit ebenfalls eine deutliche Zunahme der Neuerkrankungen beobachtet. Neben diesen, mittlerweile durch umfangreiche Aufklärungskampagnen bekannten Hautkrebsarten, gibt es noch eine Vielzahl seltenerer bösartiger Geschwülste der Haut, die weniger bekannt sind. Oft herrscht große Unwissenheit bezüglich der Bedeutung der einzelnen Diagnosen, der Diagnostik- und Therapiemöglichkeiten und der Prognose. Die Betroffenen sind meist wie vor den Kopf geschlagen und sehen kaum eine Möglichkeit, sich richtig und umfassend über ihre Erkrankung zu informieren. Informationen aus dem Internet, manchmal fragwürdigen Medien, können häufig zu weiteren Verwirrungen oder Unsicherheiten führen.

Dieser Ratgeber soll die häufigsten Hautkrebsarten mit ihren therapeutischen Möglichkeiten aufzeigen, auf die Entstehung der Erkrankungen eingehen und eine Einschätzung der Prognose erlauben. Die aufgeführten Darstellungen entsprechen dem zum Zeitpunkt der Entstehung des Ratgebers aktuellen wissenschaftlichen Stand.

Prof. Dr. P. Altmeyer
Dr. S. Reich

Danksagung

Der herzliche Dank der Autoren geht an alle, die durch ihre Mitarbeit zur Erstellung dieses Ratgebers beigetragen haben:

- Hr. Schimanski

- Hr. Müller, Fr. Greifenberg (Fotoabteilung, Dermatologische Klinik der Ruhr-Universität Bochum am St. Josef Hospital)

Geleitwort der Deutschen Melanomgesellschaft

In den Sommermonaten, wenn Aufklärungskampagnen die Bevölkerung aufrütteln, die Bekleidung spärlicher wird und der ein oder andere Fleck an der Haut im Familien- oder Bekanntenkreis auffällt, ist die Bevölkerung für das Thema Hautkrebs sensibilisiert. In der übrigen Zeit des Jahres, ist es oft schwer Gehör für den Hautkrebs zu erlangen. Was kann denn ein kleiner roter oder schwarzer Fleck an der Haut schon anrichten? Was soll sich den Bedrohliches hinter einer nicht vollständig abheilenden Wunde im Gesicht verbergen? Was macht schon ein blauer Fleck am Unterschenkel? – Das Thema Hautkrebs wird trotz aller Aufklärungsarbeit in seiner Tragweite von vielen Menschen stark unterschätzt. Auch ein Hautkrebs – eine bösartige Geschwulst der Haut, die ganz oberflächlich sitzt – kann verheerende Ausmaße haben und das weitere Leben des Betroffenen vollständig umkrempeln. Auch von in der Haut liegenden bösartig veränderten Zellen können – je nach Art der Geschwulst – Absiedelungen in die inneren Organe gesetzt werden, die nur mit extrem nebenwirkungsreichen Therapien wie Chemotherapie, Strahlentherapie oder eingreifenden Operationen angegangen werden können. Manchmal bleibt bei einem Hauttumor keine andere Wahl als einen Arm oder ein Bein zu amputieren. Das Leben kann sich durch einen Hautkrebs komplett ändern. Nichts ist mehr so, wie es vorher war. Die Gefährlichkeit dieser Geschwülste sollte nicht unterschätzt werden. Dabei könnte es doch so einfach sein. Der Hautkrebs zeigt sich – wie der Name schon sagt – in den allermeisten Fällen an der Haut, einem Organ was sich so einfach wie kein zweites untersuchen lässt. Sollten sich dabei Auffälligkeiten ergeben, muss diesen auch nachgegangen werden. Die beste Therapie des Hautkrebses ist und bleibt die Früherkennung und Prävention!
Wir möchten, dass Sie sich wohl in Ihrer Haut fühlen.

Prof. Dr. Martina Bacharach-Buhles
Stellvertretende Vorsitzende der Deutschen Melanomgesellschaft e.V.

1 Wissenswertes rund um die Haut

Wie ist die menschliche Haut aufgebaut?

Die Haut ist das Grenzorgan des Menschen zu seiner Umwelt und stellt das größte Organ des Menschen dar. Die Haut eines Erwachsenen ist ca. 2 m² groß und wiegt 3 kg. Rechnet man das Fettgewebe mit ein, sind es sogar 20 kg. Die Hautdicke schwankt regional zwischen 1,5 und 4 mm. Der Aufbau der Haut besteht im Wesentlichen aus 3 Schichten (von außen nach innen):

1. Die Epidermis (Oberhaut) ist ein sog. verhornendes Plattenepithel. Es ist Produzent und Träger der undurchlässigen Hornschicht, der äußersten Grenzschicht der Haut. In ihr sind pigmentbildende Zellen (Melanozyten) und Abwehrzellen beheimatet.
2. Die Dermis (Lederhaut) ist das bindegewebige Gerüst der Haut. In ihr verlaufen die die Haut versorgenden Nerven und Blutgefäße.
3. Die Subkutis (Unterhaut) ist ein Fettgewebspolster, das in der Tiefe den die Muskulatur umgebenden Bindegewebshüllen, den Faszien, aufsitzt.

Weiterhin gehören zur Haut die Anhangsgebilde wie Haare, Nägel, Talgdrüsen und Schweißdrüsen. Diese entstammen zwar der Oberhaut, sind jedoch tief in die Lederhaut eingebettet.

Was ist die Epidermis?

Die Epidermis ist die Oberhautschicht. Ihre Dicke schwankt zwischen 0,04 mm im Bereich der Augenlider und 1,5 mm an den Handinnenflächen und Fußsohlen. Die Oberhaut selbst unterteilt sich wieder in 5 Schichten (von oben nach unten):

- Stratum corneum   = Hornschicht
- Stratum lucidum   = Glanzschicht
- Stratum granulosum = Körnerschicht
- Stratum spinosum   = Spindelzellschicht
- Stratum basale   = Basalzellschicht

Die Oberhaut besteht zu etwa 90 % aus lebenden Hornzellen (Keratino-zyten) und ist durchsetzt von pigmentbildenden Zellen (Melanozyten), Abwehrzellen (z. B. Langerhanszellen) und sog. sensiblen Zellen (z. B. Merkelzellen).

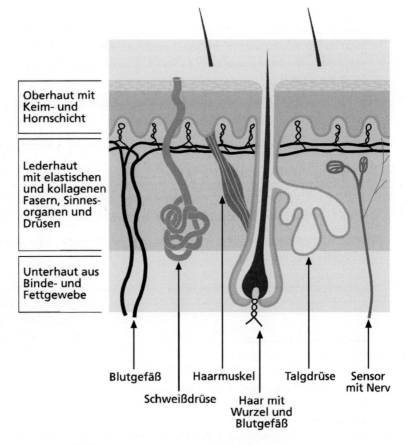

Abbildung 1.1: Schichtung der menschlichen Haut

Die Hornzellen (Größe etwa 30 μm) entstehen in der Basalzellschicht, durchwandern die übrigen Schichten der Oberhaut und reifen auf diesem Weg zu toten Hornzellen (Korneozyten) aus.

Die Durchwanderungszeit der Hornzellen durch die lebende Oberhautschicht (Spindelzellschicht) dauert etwa 14 Tage. Die Erneuerungszeit der Hornschicht dauert ebenfalls 14 Tage. Bei bestimmten Erkrankungen (z.B. der Schuppenflechte) können diese Durchwanderungszeiten deutlich verkürzt sein.

Die Hornschicht hat eine wichtige Trennfunktion. Die sägezahnartige Grenzzone zwischen Ober- und Lederhaut nennt man »dermoepidermale Junktionszone«. Die Fortsätze der Oberhaut, die in die Lederhaut hineinreichen, werden als »Reteleisten«, die dazwischenliegenden Ausstülpungen der Lederhaut werden als »dermale Papillen« bezeichnet.

Was ist das Besondere an den Melanozyten (pigmentbildenden Zellen)?

Die Melanozyten produzieren das schwärzliche Pigment Melanin und sind damit hauptverantwortlich für die Eigenfarbe der Haut. Sie sind normalerweise in der Basalzellschicht der Oberhaut oder des Haarfollikels zu finden. Die Pigmentproduktion erfolgt als Antwort auf verschiedene physiologische und pathologische Reize hin, insbesondere nach UV-Licht-Kontakt. Die Bräunung der Haut entsteht dabei durch die Übertragung von pigmenttragenden Transportern (Melanosomen) in die benachbarten Hornzellen.

Die Hauptfunktion des Melanins ist der UV-Schutz. Das Melanin nimmt die Energie des Lichtes auf und wandelt sie in Wärme um. Als Lichtschutz ist das Hautpigment Melanin sehr effizient. Im Vergleich zu nichtmelanisierter Haut besitzt die Haut eines Menschen afroamerikanischer Abstammung einen Lichtschutzfaktor von 13,5, die des hellhäutigen Menschen von nur 3,5.

Was ist die Dermis?

Die Dermis wird auch Lederhaut genannt. Sie stellt den bindegewebigen Anteil der Haut zwischen Oberhaut und Unterhautfettgewebe dar. In der Lederhaut liegen Gefäße, Nerven, elastische Fasern und Kollagenfasern. In der Lederhaut sind außerdem die in der Oberhaut entstehenden Anhangsgebilde (Haare, Schweiß- und Talgdrüsen) eingelagert. Folgende Anteile der Lederhaut werden unterschieden (von oben nach unten):

- Stratum papillare: Lockeres Bindegewebe zwischen den Ausstülpungen der Oberhaut im Bereich der Verbindungszone von Ober- und Lederhaut.
- Stratum reticulare: Tiefere Lederhautschicht mit zahlreichen bindegewebigen Fasern in winkelförmiger Anordnung, die die Dehnung der Haut ermöglichen.

Welche Funktionen hat die menschliche Haut?

Das Hautorgan erfüllt Sinnes-, Kontakt- und Schutzfunktionen. Die Sinnesfunktion wird über Rezeptoren für Wärme, Schmerz und Tastreize vermittelt. Die Schutzfunktionen sind sehr umfangreich.

- Barrierefunktion: Im Wesentlichen wird diese Funktion durch die Hornschicht der Haut übernommen. Sie dichtet den Körper nach außen hin ab und sorgt für eine weitgehende Unterbindung des Sauerstoffaustausches über die Haut. Außerdem verhindert sie das Austrocknen des Körpers und das Eindringen körperfremder Substanzen.
- Mechanischer Schutz: Das Fasergeflecht der Lederhaut schützt den Körper wie ein Kettenhemd vor mechanischen Kräften. Die Hornschicht und die Komplexe der Struktur der Verbindungszone zwischen Ober- und Lederhaut schützen außerdem vor Schäden durch Scherkräfte. Zusätzlich dämmt das unter der Haut liegende Fettpolster stumpfe Gewalteinwirkungen.
- Schutz vor UV-Licht: Pigmentbildende Zellen produzieren den Hautfarbstoff Melanin. Dieser nimmt die Lichtenergie auf und wandelt sie in Wärme um.
- Schutz gegen Hitze und Kälte: Bei Kälte dient das Haarkleid als äußere Isolationsschicht, das unter der Haut liegende Fettpolster als innere Isolationsschicht. Bei Hitze dienen das in der Haut liegende Gefäßnetz und die Schweißdrüsen der dosierten Wärmeabgabe.
- Schutz gegen Mikroorganismen: Die Hornschicht wirkt als mechanische Barriere. Zusätzlich sorgen die trockene und saure Umgebung

der Hautoberfläche für die Abwehr von Anflugskeimen, begünstigen jedoch das Wachstum einer sog. schützenden ortständigen Bakterienbesiedlung (symbiotischen Flora), die wiederum das Gedeihen von Anflugskeimen verhindert.

- Immunologischer Schutz: Die Haut ist gleichzeitig Abwehrorgan. Sie besitzt eigene Abwehrzellen (z. B. Langerhans-Zellen). Außerdem werden spezielle Abwehrproteine (z. B. Immunglobuline) durch die Drüsen der Haut in den Oberflächenfilm auf der Haut abgegeben.

Unterscheidet sich die Haut an Hand- und Fußsohlen von der Haut des übrigen Körpers?

Die Haut an Hand- und Fußsohlen gehört zur sog. Leistenhaut, während die übrige Haut Felderhaut genannt wird. Die Hornschicht der Hand- und Fußinnenflächen ist besonders dick. Mit speziellen Nervenfasern versorgte Schweißdrüsen sorgen für mechanische Haftung.

Gibt es Erkrankungen der Haut, die das Hautkrebsrisiko von vornherein erhöhen?

Es gibt seltene Erbkrankheiten (z. B. Xeroderma pigmentosa), bei denen vermehrt Hautkrebs auftritt. Außerdem bestehen meist ein frühzeitiges Altern verschiedener Organfunktionen, verringerte Lebenserwartung, UV-Empfindlichkeit, Abwehrschwäche und Störungen des Nervensystems.

Wie kommt es zur Entstehung bösartiger Tumore an der Haut?

Das Verständnis der Entartung (Karzinogenese) an der Haut ist trotz großer wissenschaftlicher Fortschritte nur bruchstückhaft. Die wesentlichen Erkenntnisse beruhen auf Experimenten zur Entstehung des Plattenepithelkarzinoms (→ s. Kapitel 5). Die Abfolge der Schritte bis zur Hautkrebsentstehung ist bei den übrigen Hauttumoren in den Grundzügen ähnlich, jedoch nicht komplett identisch.

Man geht derzeit von einem mehrschrittigen Modell aus, das insgesamt über Jahre läuft. Auslöser sind durch krebserregende Stoffe verursachte

Störungen des Genmaterials (Mutationen). Im Laufe der Zeit setzt sich die durch Mutation in ihrer Erbinformation veränderte bösartige Zellart immer mehr durch und gewinnt schließlich die Überhand.
Die Stadien der Entstehung bösartiger Geschwülste (Karzinogenese) im Einzelnen sind:

- Initiation: Die erste Störung des Genmaterials (Erstmutation) bewirkt die Veränderung der ersten Zelle. Diese scheint zunächst noch unverändert, doch ist ihre Fähigkeit zur Ausreifung beeinträchtigt und ein programmiertes Absterben nicht mehr bzw. nur noch eingeschränkt möglich.
- Promotion: Die veränderten Zellen reagieren auf entsprechende Reize in ihrer Umgebung nicht mehr wie geplant mit einer Ausreifung, sondern mit einem Teilungsschub.
- Prämaligne Progression: Es entstehen mehrere neue Zellklone durch weitere genetische Defekte, es setzt ein Selektionsprozess untereinander ein. Der »stärkste« Klon gewinnt.
- Maligne Konversion: Eine letzte Mutation führt zum sog. »malignen Phänotyp«. Jetzt ist die entartete Zelle in der Lage, in gesundes Gewebe einzuwachsen und Absiedelungen (Metastasen) zu bilden.

Welche Möglichkeiten hat der Körper, sich gegen diese Entwicklung von bösartigen Zellen zu schützen?

- Richtiger Ort/ausreichende Zahl an Mutationen: Veränderungen des Genmaterials (Mutationen) können nur zur Entstehung von Bösartigkeit führen, wenn sie an lebenswichtigen Genabschnitten auftreten.
- DNS-Reparationsmechanismen: Der menschliche Körper verfügt über mehrere gut funktionierende Reparationsmechanismen, die permanent entstandene Schäden am Genmaterial der Zelle ausbessern.
- Apoptose (programmierter Zelltod): Ist ein Schaden des Genmaterials einer Zelle durch die normalen Reparaturmechanismen nicht zu beheben, wird erstaunlicherweise ein »Selbstmordprogramm« der Zelle aktiviert. Die krankhaft veränderten und damit für den Körper gefährlichen Zellen werden abgetötet und aus dem Zellverband ausgestoßen.
- Immunreaktion: Veränderte Zellen bilden auf ihrer Oberfläche veränderte Erkennungsstrukturen, die von den Abwehrzellen des Immun-

systems als fremd erkannt werden. Es kommt zu einer Immunreaktion, die in der Lage ist, eine teilweise (selten totale) spontane Rückbildung der veränderten Zellen hervorzurufen.

• Erst wenn es einer entarteten, d. h. bösartig veränderten Zelle gelun-
gen ist, alle Abwehr- und Schutzmechanismen des Körpers zu umge-
hen, kann eine bösartige Geschwulst entstehen.

Welche Stoffe/Außenreize begünstigen die Entstehung von malignen Tumoren an der Haut?

Stoffe oder Reize, die die Entstehung bösartiger Geschwülste begünstigen bzw. anstoßen können, nennt man Karzinogene. Zu den sog. Karzi-
nogenen gehören:

• chemische Karzinogene: Arsen, polyzyklische Kohlenwasserstoffe
(PVC), aromatische Amine, Urethane, Tabakteer usw.
• virale Karzinogene: bestimmte Viren, z. B. bestimmte humane Papillo-
maviren (Warzenviren)
• UV-Licht: insbesondere kurzwelliges UVB-Licht
• Röntgenstrahlen/Gammastrahlen

2 Präkanzerosen der Haut

Was versteht man unter Präkanzerosen?

Präkanzerosen der Haut nennt man klinisch und mittels feingeweblicher Untersuchung definierbare Hautveränderungen, die sich mit einer gewissen Regelmäßigkeit zu sog. spinozellulären Karzinomen (Plattenepithelkarzinomen, → s. Kapitel 5) entwickeln. Man unterscheidet Präkanzerosen im weiteren Sinne und Präkanzerosen im engeren Sinne. Die Einteilung nach obligaten und fakultativen Präkanzerosen wird heute nicht mehr gebraucht.

Was meinte die Einteilung der Präkanzerosen in obligate und fakultative Präkanzerosen der Haut?

Obligate Präkanzerosen sind sog. »präinvasive Plattenepithelkarzinome«. In diesen Läsionen existieren bereits Klone bösartig veränderter Zellen, die jedoch noch nicht die Basalzellschicht der Oberhaut durch-

Tabelle 2.1: Obligate und fakultative Präkanzerosen der Haut

Obligate Präkanzerosen	Fakultative Präkanzerosen
• Aktinische Keratosen • Aktinische Cheilitis • Arsenkeratosen • Röntgenkeratosen • Verruköse Leukoplakie • Mb. Bowen • Bowenoide Papulose • Erythroplasie Queyrat	• Chronische Entzündungen der Haut/Schleimhaut unterschiedlichen Ursprungs • Chronische Wunden der Haut/Schleimhaut

brochen haben. Man spricht von einem »Carcinoma in situ«. Der Übergang in eine tiefer einwachsende (invasive) bösartige Geschwulst ist dabei nur noch eine Frage der Zeit.

Fakultative Präkanzerosen sind sehr unterschiedliche Hautveränderungen, in denen krebserregende Reize wirksam sind, jedoch noch keine bösartig veränderten Zellen bestehen. Hierbei kommt es nur selten zur Entstehung von tief wachsenden bösartigen Geschwülsten.

Welche Erkrankungen gehören zu den Präkanzerosen im engeren Sinne?

Zu den Präkanzerosen im engeren Sinne gehören solche Veränderungen, die sowohl klinisch als auch in der feingeweblichen Beurteilung der Zellstruktur Kriterien bösartiger Geschwülste aufweisen. Die gesunde Haut bzw. Schleimhaut ist bereits weitgehend durch veränderte Hornzellen (atypische Keratinozyten) ersetzt. Ein die Basalzellschicht der Oberhaut durchbrechendes (invasives) Wachstum fehlt jedoch noch. Man spricht von sog. »Carcinoma in situ«.

Zu den Präkanzerosen im engeren Sinne werden u. a. gezählt:

- Aktinische Keratose → s. Kapitel 2.1
- Mb. Bowen → s. Kapitel 4.1
- Bowenoide Papulose → s. Kapitel 4.2
- Erythroplasie Queyrat → s. Kapitel 4.3

Wie sollte man bei derartigen Veränderungen verfahren?

Bei Präkanzerosen besteht die Gefahr, dass es zur Umwandlung in eine tiefer reichende bösartige Geschwulst kommt. Niemand vermag den Zeitpunkt dafür vorherzusagen. Daher sollten Präkanzerosen therapeutisch konsequent angegangen werden.

Die verschiedenen Therapiemöglichkeiten unterscheiden sich bei den einzelnen Präkanzerosen nur wenig. Die einzelnen Vorgehensweisen sind in den entsprechenden Kapiteln aufgeführt.

Was sind Präkanzerosen im weiteren Sinne?

Zu den Präkanzerosen im weiteren Sinne gehören unspezifische Hautveränderungen wie die Hautausdünnung (Atrophie), die Zunahme der Hornschicht (Hyperkeratosen) sowie der Verlust elastischer Fasern in der Haut (Elastosis actinica) nach jahrelanger Schädigung durch krebserregende Reize (z. B. ultraviolette Strahlen).

Wie sollte das Vorgehen bei Präkanzerosen im weiteren Sinne aussehen?

In jedem Fall sollten Patienten mit Präkanzerosen im weiteren Sinne regelmäßig dermatologisch kontrolliert werden (ca. 6-monatige Intervalle). Zum Ausschluss von Bösartigkeit sollte bei klinisch nicht eindeutigem Befund anhand einer Hautprobe eine feingewebliche Untersuchung der Zellen vorgenommen werden, ggf. die Hautveränderung komplett entfernt werden.

2.1 Aktinische Keratosen

Was ist eine aktinische Keratose?

Die aktinische Keratose gehört in die Gruppe der Präkanzerosen im engeren Sinne. Sie entsteht durch andauernde intensive Lichteinwirkung

Tabelle 2.2: Klinische und feingewebliche Einteilung aktinischer Keratosen

Klinik	Histologie
Geröteter Typ	Bowenoider Typ/Atrophischer Typ
Verhornter Typ/Cornu-cutaneum-Typ	Hypertropher Typ Akantholytischer Typ
Pigment enthaltender Typ	Pigmentierter Typ
Entzündlicher Typ	Lichenoider Typ

(> 10–20 Jahre) über Jahre. Man unterscheidet klinisch und feingeweblich verschiedene Typen der aktinischen Keratose.

Woran erkennt man aktinische Keratosen?

Klinisch zeigen aktinische Keratosen ein sehr uneinheitliches Bild. Entsprechend den zu unterscheidenden Typen findet man:

- Geröteter Typ: Zunächst wenige Millimeter große, runde, ovale oder unregelmäßige, stets scharf begrenzte, entzündlich gerötete, auch von Gefäßerweiterungen durchzogene Papeln oder Plaques mit rauer, horniger Oberfläche. Rasche Größenzunahme (bis Pfenniggröße). Blutungsneigung nach kleinen Verletzungen.
- Verhornter Typ: Papeln und Plaques mit Verstärkung der Hornauflagerung und Ausbildung einer gelblichen bis braunen bzw. grauschwarzen Hornauflagerung.
- Cornu-cutaneum-Typ: Ausbildung eines festhaftenden Hauthorns. Die zugrunde liegende Hautveränderung ist dadurch häufig nicht zu beurteilen.
- Pigment enthaltende aktinische Keratose: Durch vermehrte Pigmentbildung bräunlich verfärbte aktinische Keratosen mit Tendenz zur Ausbreitung entlang der Hautoberfläche.
- Entzündlicher Typ: Klinisch mit dem geröteten Typ verwandt; unterschiedlich große Hautveränderungen (von wenigen mm bis zu einigen cm im Durchmesser); kräftig gerötete, meist glatte Oberfläche.

Gibt es außer der bloßen Blickdiagnose andere Möglichkeiten, die Diagnose einer aktinischen Keratose zu stellen?

Häufig lässt sich die Diagnose der aktinischen Keratose anhand des klinischen Befundes stellen. Zusätzlich ist es möglich, die aktinischen Keratosen mit Hilfe der Photodynamischen Diagnostik sichtbar zu machen. Dazu wird eine lichtsensibilisierende Substanz auf die Haut aufgetragen und für ca. 4 Stunden ein Verband darüber angelegt. Nach dieser Einwirkzeit leuchten die aktinischen Keratosen, aber auch Basalzellkarzinome und Plattenepithelkarzinome hochrot unter speziellem

Licht (Wood-Licht). Durch das Licht ist es jedoch nicht möglich, die Tiefenausdehnung der veränderten Zellen sichtbar zu machen.
Im Zweifelsfall, d.h. wenn eine Abgrenzung zu einer in die Tiefe wachsenden bösartigen Geschwulst nicht sicher möglich ist, sollte eine Hautprobe entnommen und feingeweblich untersucht werden.

Welche Faktoren sind für die Entstehung aktinischer Keratosen verantwortlich?

Insbesondere Strahlen aus dem UVB- und UVC-Spektrum des Sonnenlichts bewirken spezielle Veränderungen des Genmaterials der Zellen, die zu einer Anreicherung bösartig veränderter Zellen führen.
Weiterhin wird durch die Bildung von bestimmten DNA-Bausteinen, den Thymidin-Dimeren, das Genmaterial der Hornzellen so verändert, dass atypische Hornzellen entstehen. Ein Summationseffekt tritt meist nach 10–20 Jahren ein.
Neben der langzeitigen Einwirkung von Sonnenlicht scheinen Viren bei der Entstehung der aktinischen Keratosen eine Rolle zu spielen. In 80% der Fälle konnten krebserregende HPV (humane Papillomaviren) in aktinischen Keratosen nachgewiesen werden.
Zu den begünstigenden Faktoren gehören weiterhin verschiedene (sehr seltene) angeborene Erkrankungen (Syndrome) sowie chemische Gifte.

Tabelle 2.3: Syndrome und physikalische und chemische Noxen
bei der Entstehung von aktinischen Keratosen

Syndrome (sehr selten)	Albinismus , Rothmund-Thomson-Syndrom, Cockayne-Syndrom, Xeroderma pigmentosum, Bloom-Syndrom
Chemische Noxen (selten)	Kohlenwasserstoffe insbes. Teerprodukte, photosensibilisierende Medikamente, Arsen, Immunsuppressiva
Physikalische Noxen (häufig)	Ionisierende Strahlung, Infrarotstrahlung

Wer ist besonders von aktinischen Keratosen betroffen?

Meist findet man aktinische Keratosen bei hellhäutigen, blauäugigen Menschen mit hoher, über Jahre anhaltender Sonnenbelastung. Männer sind häufiger von aktinischen Keratosen betroffen als Frauen. In Mitteleuropa erkranken etwa 15 % der 40-Jährigen, in Australien etwa 45 %.

An welchen Lokalisationen finden sich besonders häufig aktinische Keratosen?

Es sind v.a. dauerhaft dem UV-Licht ausgesetzte Hautareale betroffen. Vor allem die sog. Sonnenterrassen, d.h. Stirn, Glatze, Nase, Ohrmuscheln, Wangen und Handrücken weisen aktinische Keratosen auf.

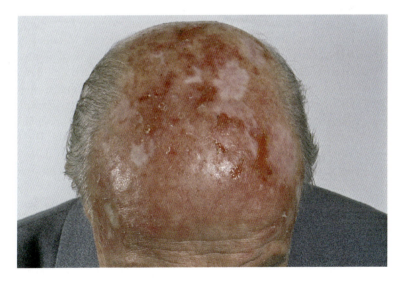

Abbildung 2.1: Ausgeprägte aktinische Keratosen an typischen Stellen, sog. Sonnenterrassen

© Springer-Verlag Berlin, Heidelberg (2005) P. Altmeyer, M. Bacharach-Buhles (2002) Springer Enzyklopädie Dermatologie, Allergologie, Umweltmedizin

Wie werden aktinische Keratosen behandelt?

Generell gilt wie bei allen bösartigen Veränderungen oder deren Vorstufen, dass sie zur Vermeidung von Tiefenwachstum oder wiederholtem Auftreten (Rezidiven) möglichst vollständig zu entfernen sind. Da die aktinischen Keratosen im Gegensatz zum in die Tiefe wachsenden Karzinom definitionsgemäß sehr oberflächlich liegen, muss kein tiefreichendes Herausschneiden mit dem Messer erfolgen. Dennoch sollte auf eine komplette Entfernung der Hautläsion geachtet werden.

- Nach vorheriger örtlicher Betäubung mittels Spritze unter die Haut bei vereinzelten aktinischen Keratosen bzw. mittels örtlich betäubender Creme bei zahlreichen aktinischen Keratosen sollte mit flach aufgesetztem, scharfem Ringmesser (Kürette) die Hautveränderung »herausgeshaved« werden. Meist lösen sich die aktinischen Keratosen im Ganzen ab. Es sollte zur Diagnosesicherung und zum Ausschluss bösartigen Wachstums eine feingewebliche Untersuchung des kürettierten Materials erfolgen.
- Alternativ können aktinische Keratosen nach örtlicher Betäubung mittels Elektrokaustik abgetragen werden. Es wird eine Metallkugel mit schwacher Stromstärke über die Läsion geführt und die aktinische Keratose verschmort. Anschließend wird die Läsion zart nachkürettiert.
- Bei mehreren kleinen Herden kann alternativ zur Kürettage eine kleine Kryochirurgie mit einem Wattetupfer durchgeführt werden. Der Wattetupfer wird in flüssigen Stickstoff eingetaucht und anschließend für 5–10 Sekunden auf die Hautveränderung aufgedrückt. Die Kälte führt zum Absterben der behandelten Zellen.
- Bei großflächigen aktinischen Keratosen kann die Kryochirurgie im offenen Sprayverfahren angewandt werden. Die Hautveränderung wird kurz eingesprüht, so dass der Bereich mit einer weißen Eisschicht überzogen ist. Nach dem Auftauen sollte ein zweiter Gefrierzyklus erfolgen. Die umgebende Haut sollte mit Hilfe einer Knetmasse, die an die Hautkontur angepasst werden kann (Moulage), vor Erfrierungen geschützt werden.
- Als weiteres mögliches Verfahren in der Therapie aktinischer Keratosen muss die Lasertherapie genannt werden. Nach örtlicher Betäubung wird eine Behandlung mit dem CO_2-Laser durchgeführt. Das hochenergetische Licht führt zum Abtöten der präkanzerösen Zellen.

[!] Merke!
Aktinische Keratosen sind Krebsvorstufen und sollten daher möglichst
frühzeitig behandelt werden.

Ist eine Operation unumgänglich?

Alternativ zum operativen Vorgehen gibt es verschiedene Möglichkeiten
mit Hilfe von verschiedenen Salben:

- Bei zahlreichen flächenhaften aktinischen Keratosen ist auch eine
Lokalbehandlung mit einem lokalen Chemotherapeutikum – 5-Fluo-
rouracil-haltiger Salbe – möglich. Ein- bis zweimal/Tag über einen
Zeitraum von 3–6 Wochen sollte die 5-Fluorouracil-Salbe auf die Hautläsionen aufgetragen werden. Die 5-Fluorouracil-Therapie kann auch
im Anschluss an eine Kürettage erfolgen.
- 5-Fluorouracil kann auch mit Vitamin-A-Abkömmlingen (*Retinoiden*)
kombiniert werden. 5-Fluorouracil wird zweimal/Tag aufgetragen, der
Vitamin-A-Abkömmling als Tablette mit 10–20 mg/Tag eingenommen. Die Behandlung sollte über eine Dauer von 3–5 Wochen durchgeführt werden. Als gewollte Nebenwirkung treten meist stark ent-
zündliche Reaktionen auf, die durch kortisonhaltige Cremes gelindert
werden können. Bei bakterieller Besiedelung der behandelten Hautveränderung ist eine Antibiotikatherapie mit Tabletten oder Infusio-
nen sinnvoll.
- Weiterhin kann eine äußerliche Immunmodulation mit *5%igem Imiquimod* (Aldara 5%) zur Therapie der aktinischen Keratosen eingesetzt
werden. Es wird dreimal/Woche über insgesamt 8 Wochen angewandt. Imiquimod führt zu einer lokalen Entzündung der aktinischen
Keratose (bei korrekter Anwendung), nicht der gesunden Haut. Bei zu
starker Hautreizung sollte die Anwendungshäufigkeit auf zwei-
mal/Woche reduziert werden. Zwar ist die Anwendung von Imiquimod bei aktinischen Keratosen durch zahlreiche Studien belegt (Ansprechrate 80%), doch ist Imiquimod zurzeit in Deutschland für die
Anwendung bei aktinischen Keratosen noch nicht offiziell zugelassen.
- Eine weitere Alternative stellt die Anwendung von *20–25%iger Podo-
phyllin-Lösung* dar. Sie kann mit einem Watteträger dünn auf die befallenen Stellen aufgetragen und sollte nach 4–8 Stunden abgewaschen
werden. Die Behandlung ist nach 7–10 Tagen zu wiederholen.

- Insbesondere bei aktinischen Keratosen wird auch die sog. *photodynamische Therapie (PDT)* eingesetzt. Zunächst werden die Hautläsionen durch 10%ige Delta-Aminolävulinsäure (ALA) lichtsensibilisiert und anschließend einer Lichtbestrahlung ausgesetzt. Die PDT kann zum Teil sehr schmerzhaft sein. (Weitere Details zur PDT → s. Kapitel 3)
- Gute Ergebnisse wurden auch mit der äußerlichen Anwendung von 3%igem Diclofenac-Gel und äußerlich angewandten Vitamin-A-Abkömmlingen (0,3%igem Adapalen Gel) erzielt. Hier konnte eine gute Verträglichkeit festgestellt werden.

Was ist bei der Anwendung von 5-Fluorouracil-Salbe zu beachten?

Bei 5-Fluorouracil handelt es sich um ein Chemotherapeutikum, das Hautirritationen hervorruft. Insbesondere muss der Kontakt mit den Schleimhäuten und Augen vermieden werden. Die behandelte Fläche sollte nicht mehr als 500 cm^2 betragen. Im Bereich der umgebenden gesunden Haut kann es zu Reizungen und Rötungen kommen. Selten entstehen dort auch allergische Erscheinungen. Die Salbentherapie sollte ein- bis zweimal/Tag erfolgen, das Präparat dabei nur ganz dünn aufgetragen werden.

Ich habe von der Cheilitis actinica gehört. Was ist das?

Die Cheilitis actinica ist die »aktinische Keratose« des Lippenrots (fast immer) der Unterlippe. Männer sind häufiger betroffen als Frauen. Neben der UV-Exposition spielt bei der Entstehung der Cheilitis actinica auch der Tabakteer eine entscheidende Rolle.

Klinisch sieht man eine flächige, meist unscharf begrenzte, weißliche Verfärbung des Lippenrots. Manchmal lassen sich diskrete Erhebungen tasten oder fällt eine Schuppung auf. Die betroffenen Lippenabschnitte neigen zu oberflächlichen Wunden und zur Rissigkeit.

Die Cheilitis actinica birgt gegenüber der aktinischen Keratose der Haut jedoch das höhere Risiko eines Übergangs in eine tiefreichende bösartige Geschwulst (Plattenepithelkarzinom, → s. Kapitel 5) mit häufiger Bildung von Absiedelungen (Metastasierung).

Merke!
Die Cheilitis actinica hat gegenüber den aktinischen Keratosen ein erhöhtes Entartungsrisiko.

Wie sollte die Cheilitis actinica therapiert werden?

Angesichts des hohen Risikos der Metastasierung im Falle eines Übergangs in eine tiefreichende bösartige Geschwulst ist die frühzeitige, vollständige Entfernung von enormer Wichtigkeit. Dazu kommen Kryochirurgie, Lasertherapie und Anwendung lokaler Chemotherapeutika (5-Fluorouracil) in Frage. Die Kryochirurgie (offenes Sprayverfahren) ist dabei Therapie der ersten Wahl. Nach der Therapie kommt es hier gewollt zu ausgeprägten Schwellungen der Unterlippe mit blasiger Ablösung der veränderten Areale.

Bei ausgeprägten, großflächigen Veränderungen oder beim Übergang in eine tiefreichende bösartige Geschwulst empfiehlt sich die Vermillonek-

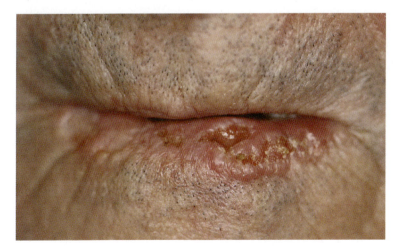

Abbildung 2.2: Scharf begrenzte Geschwürbildung (Ulzerationen) und derbe Infiltration der Unterlippe als Kennzeichen eines Plattenepithelkarzinoms der Unterlippe

© Springer-Verlag Berlin, Heidelberg (2005) P. Altmeyer, M. Bacharach-Buhles (2002) Springer Enzyklopädie Dermatologie, Allergologie, Umweltmedizin

tomie. Dabei wird das Lippenrot streifenförmig in horizontaler Richtung abgetragen, die innenseitige Lippenschleimhaut als Ersatz nach außen mobilisiert und mit der Haut unter der Lippe vernäht. Anschließend sind v.a. Pflege und Sonnenschutz dieser neuen Lippenhaut entscheidend.

Wie groß ist das Risiko, dass eine aktinische Keratose entartet?

Aus etwa 20–25 % der aktinischen Keratosen entstehen nach jahrelangem Verlauf bösartige Geschwülste.

Wie kann man die Entstehung aktinischer Keratosen verhindern?

Die beste Prophylaxe aller lichtinduzierten Hautschädigungen ist die Vermeidung stärkerer, lang anhaltender Sonnenbelastung durch textile, chemische und physikalische Lichtschutzmaßnahmen sowie der vernünftige Umgang mit der Sonnenstrahlung (→ s. Kapitel 15).

2.2 Cornu cutaneum

Ich habe ein Hauthorn. Was ist das genau?

Das Cornu cutaneum ist ein aus Hornmaterial (Keratin) bestehender Auswuchs der Haut, der in seiner Form und Gestalt an ein Tierhorn erinnert. Die Bezeichnung »Cornu cutaneum« ist keine klinische Diagnose, sondern lediglich eine Beschreibung der Wachstumsform. Hinter einem Cornu cutaneum können sich sowohl gutartige als auch bösartige Veränderungen verbergen.

Was kann sich hinter einem Cornu cutaneum verbergen?

Unter dem Bild eines Cornu cutaneum manifestieren sich u.a.:

- Aktinische Keratosen → s. Kapitel 2.1
- Mb. Bowen → s. Kapitel 4.1
- Plattenepithelkarzinom → s. Kapitel 5

- Alterswarzen (Verruca seborrhoica)
- Vulgäre Warzen (Verruca vulgaris)
- andere Keratosen

Wo findet sich das Cornu cutaneum vor allem?

Meist tritt das Cornu cutaneum im Gesicht und am behaarten Kopf auf, also in den viel belichteten Hautarealen. In der Regel finden sich einzeln stehende Läsionen.

Wie sieht das Cornu cutaneum aus?

Man sieht ein gelb-bräunliches oder hautfarbenes, senkrechtes oder gebogen auf der Haut fest aufsitzendes Hauthorn, das eine Größe bis zu 10 cm erreichen kann.

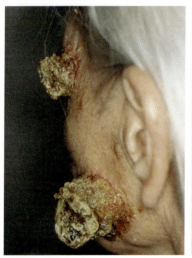 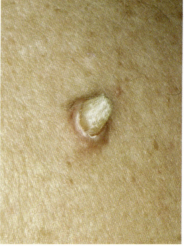

Abbildung 2.3: Sehr große Cornu cutanea an der Wange, kleines Cornu cutaneum in Nahaufnahme

Wie sollte die Therapie beim Cornu cutaneum aussehen?

Angesichts der Vielzahl an gutartigen und bösartigen Hautveränderungen, die unter dem Bild eines Cornu cutaneum auftreten können, sollte zum sicheren Ausschluss einer bösartigen Veränderung das Hauthorn vollständig herausgeschnitten und das gewonnene Material feingeweblich untersucht werden. Das weitere Vorgehen ist dann abhängig vom Ergebnis der feingeweblichen Untersuchung.

3 Das Basalzellkarzinom

Was ist ein Basalzellkarzinom?

Das Basalzellkarzinom ist die häufigste bösartige Hautgeschwulst des Menschen. Im Volksmund wird es oft auch Basaliom genannt. Es handelt sich bei den Basalzellkarzinomen um eine Gruppe von bösartigen Geschwülsten der Haut, die aus bindegewebigen und der Hautoberfläche zugehörigen Anteilen bestehen. Die bösartig veränderten Zellen wachsen in der Regel eindringend und zerstörend in die Umgebung, bilden aber so gut wie nie Absiedelungen (Metastasen).

Wer bekommt ein Basalzellkarzinom?

Basalzellkarzinome treten v.a. bei älteren Patienten zwischen dem 6. und 8. Lebensjahrzehnt auf. Bevorzugt sind hellhäutige Menschen (Hauttyp I und Hauttyp II) betroffen. Risikofaktoren für die Entstehung eines Basalzellkarzinoms sind:

- aktinische Belastung (langanhaltende, hohe UV-Exposition durch Sonne oder Sonnenbank)
- krebserregende Substanzen, Kontakte mit Teerprodukten
- angeborene oder erworbene Immunschwäche (z. B. HIV, medikamentöse Therapie nach Organtransplantationen)
- Erbfaktoren (angeborene Störungen in den Abschnitten des Genmaterials einer Zelle, die für Reparaturmechanismen zuständig sind)
- weiterhin kommen Basalzellkarzinome gehäuft vor bei chronischer Hautschädigung z. B. durch Infektionen oder durch physikalische Reize (z. B. nach Röntgenstrahlentherapie)

Können auch junge Menschen ein Basalzellkarzinom bekommen?

Finden sich Basalzellkarzinome bei Jugendlichen oder jungen Erwachsenen, steckt meist eine Störung des Erbmaterials dahinter. Man spricht
von sog. vererblichen Syndromen.

Woran erkenne ich ein Basalzellkarzinom an der Haut?

Typisch für viele Basalzellkarzinome ist die Randbetonung der Hautveränderung in Form von glasigen, hautfarbenen, oft »perlschnurartigen«
Knötchen, die pergamentartig-glänzende Oberfläche der Geschwülste
sowie das Vorhandensein von Gefäßerweiterungen v.a. an den Randzo-
nen. Abhängig vom klinischen Typ des Basalzellkarzinoms kann die
Ausprägung dieser Merkmale stark variieren. Fortgeschrittene Basalzellkarzinome können auch tiefreichende, kraterartige, nicht heilende Wunden ausbilden. In seltenen Fällen können sogar unter der Haut liegende
Knorpel oder Knochen mit einbezogen werden.

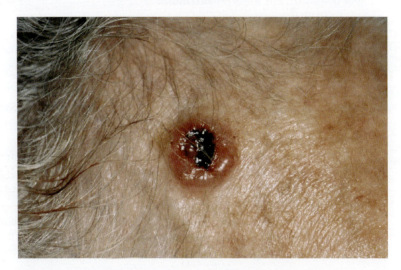

Abbildung 3.1: Typische Randwallbildung beim Basalzellkarzinom

Welche Formen der Basalzellkarzinome werden unterschieden?

Entsprechend ihrem Wachstumsmuster unterscheidet man:

- noduläres und nodulo-ulzeröses Basalzellkarzinom
- superfizielles Basalzellkarzinom
- sklerodermiformes Basalzellkarzinom
- pigmentiertes Basalzellkarzinom
- destruierendes Basalzellkarzinom (Ulcus terebrans)
- prämalignes Fibroepitheliom (Pinkus-Tumor)
- Genodermatosen mit Basalzellkarzinomen (Basalzellkarzinomatose/Basaliomatose)
- nicht-syndromale multiple Basalzellkarzinome

Diese Unterformen spielen für den behandelnden Arzt insofern eine Rolle, als die Therapieentscheidungen hiervon abhängen. Oberflächliche Basalzellkarzinome (z.B. das superfizielle Basalzellkarzinom und das prämaligne Fibroepitheliom) müssen nicht so tief herausgeschnitten

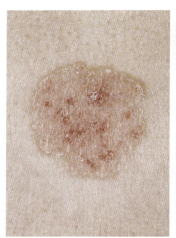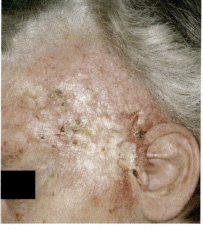

Abbildung 3.2: Links: Oberflächliches Basalzellkarzinom mit deutlicher Randbetonung. Rechts: Sklerodermiformes Basalzellkarzinom mit unscharfer Begrenzung zur Umgebung.

© Springer-Verlag Berlin, Heidelberg (2005) P. Altmeyer, M. Bacharach-Buhles (2002) Springer Enzyklopädie Dermatologie, Allergologie, Umweltmedizin

werden wie z. B. das äußerst unangenehm mit wurzelartigen Ausläufern zum Rand und zur Tiefe wachsende sklerodermiforme Basalzellkarzinom. Auch beim Auftreten zahlreicher Basalzellkarzinome im Rahmen ererbter Syndrome (Basalzellkarzinomatose) wird der Arzt eher weniger tiefreichende operative Maßnahmen einsetzen (z. B. Kürettage oder Laserverfahren). Aber diese Therapieentscheidung sollte nur der in der Behandlung von bösartigen Hautgeschwülsten erfahrene Hautarzt treffen, der die Risiken der einzelnen Krankheitsbilder genauestens einschätzen kann.

An welchen Stellen der Haut treten vor allem Basalzellkarzinome auf?

Basalzellkarzinome finden sich v. a. an den lichtexponierten Bereichen. Das sind insbesondere das Gesicht (Nase, Augeninnenwinkel, Jochbein, Stirn, seltener unteres Gesichtsdrittel), der behaarte Kopf und die Ohren (auch hinter den Ohren). Seltener findet man Basalzellkarzinome am Stamm und den Gliedmaßen. Im Bereich der Schleimhäute und der Halbschleimhäute gibt es keine Basalzellkarzinome. Im Rahmen von ererbten Syndromen können Basalzellkarzinome an der gesamten Körperoberfläche vorkommen.

Wie werden Basalzellkarzinome diagnostiziert?

Die Diagnose wird in der Regel klinisch gestellt. Der erfahrene Dermatologe kann in den meisten Fällen nach gründlicher Untersuchung eine sog. Blickdiagnose stellen. Weiterhin ist jedoch die feingewebliche Untersuchung der Geschwulst wichtig, um zum einen den Typ des Basalzellkarzinoms festlegen und zum anderen sicherstellen zu können, dass die bösartige Geschwulst komplett entfernt wurde und keine bösartigen Zellen mehr im Patienten verblieben sind.

Muss ich ein Basalzellkarzinom behandeln lassen?

Basalzellkarzinome setzen zwar keine Absiedelungen (Metastasen), doch sind sie an der Stelle ihres Auftretens nicht zu unterschätzen. Durch ihr örtlich in die Tiefe der Haut und die darunterliegenden Strukturen eindringendes und zerstörendes Wachstum werden sie für den Träger gefährlich. Basalzellkarzinome machen weder vor Knorpel noch vor Knochen halt. Das führt im schlimmsten Fall, insbesondere unter Berücksichtigung der häufigsten Lokalisation (Gesicht), zu sehr entstellenden Zuständen. Des Weiteren sind durch zerstörerisches Wachstum im Nasen- und Augenbereich der Geruchssinn und das Sehvermögen gefährdet.

[**!**] Merke!
Basalzellkarzinome sind bösartige Geschwülste der Haut, die jedoch auch den unter der Haut liegenden Knorpel und Knochen einbeziehen können.

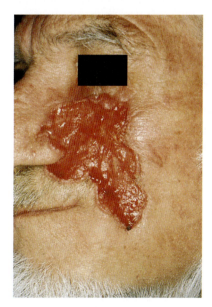

Abbildung 3.3:
Über Jahre unbehandeltes Basalzellkarzinom mit ausgedehnter Zerstörung der Gesichtsstrukturen von Wange und Nasenflügel

© Springer-Verlag Berlin, Heidelberg (2005) P. Altmeyer, M. Bacharach-Buhles (2002) Springer Enzyklopädie Dermatologie, Allergologie, Umweltmedizin

Was ist bei der operativen Therapie von Basalzellkarzinomen zu beachten?

Therapie der Wahl bei unkomplizierten Basalzellkarzinomen ist das ausreichend tiefe Herausschneiden (Exzision) der Geschwulst mit einem Sicherheitsabstand von ca. 5 mm. Bei primär nodulären Basalzellkarzinomen reichen oft auch 2–4 mm, bei einem Basalzellkarzinom, das an gleicher Stelle bereits entfernt wurde und erneut gewachsen ist (Rezidiv), sowie bei unklarer klinischer Abgrenzbarkeit der Geschwulst sollten mindestens 5–10 mm Sicherheitsabstand gehalten werden. Da Basalzellkarzinome häufig im Kopf-Hals-Bereich lokalisiert sind, muss der Sicherheitsabstand beim Herausschneiden (Exzision) den gegebenen Umständen angepasst werden.

Neben dem Sicherheitsaspekt darf dabei auch die Kosmetik nicht außer Acht gelassen werden. Insbesondere im Gesichtsbereich ist auf optimale, durch den operativen Eingriff möglichst nicht entstellende Wiederherstellung zu achten.

Um das Risiko eines erneuten Auftretens an gleicher Stelle (Rezidiv) möglichst gering zu halten, sollte das operativ entfernte Gewebematerial sehr gründlich und v.a. in den Randbereichen sorgfältig aufgearbeitet werden. Man spricht von der »histologischen Randschnittkontrolle«. Sind in den Randbereichen des herausgeschnittenen Gewebes noch bösartige Zellen nachweisbar oder ist der mikroskopisch nachweisbare Sicherheitsabstand nicht ausreichend, muss ggf. eine Nachoperation erfolgen.

Die schnelle feingewebliche Untersuchung des Gewebes während der Operation, der »intraoperative Schnellschnitt«, ist als Randschnittkontrolle häufig nicht ausreichend. Die oben beschriebene »mikroskopisch kontrollierte Chirurgie« ist das sicherste Verfahren zur Basalzellkarzinomentfernung. Dieses Verfahren hat leider den Nachteil, dass die OP-Wunde oft nicht unmittelbar vernäht, sondern nur durch Verbandsmaterial abgedeckt werden kann. Ein endgültiger Verschluss der Wunde kann erst dann erfolgen, wenn der Histologe grünes Licht in Bezug auf die Tumorfreiheit aller Ränder des herausgeschnittenen Gewebes gibt. Zwar ist dieses mehrzeitige Verfahren sowohl für den Patienten weniger angenehm als ein einzeitiges Vorgehen (Herausschneiden und Wundverschluss in einer OP) als auch für den behandelnden Arzt technisch viel aufwändiger, doch hat es den Vorteil, dass das Risiko eines Wiederauftretens des Basalzellkarzinoms (Rezidiv) nahezu ausgeschlossen wird. Es hat damit einen hohen Grad an Behandlungssicherheit und ist in jedem Fall für Rezidiv-Basalzellkarzinome und Basalzellkarzinome in besonderen Lokalisationen (z. B. Nase, Augenpartie, Schläfen, Wangen, Nase) sowie für das besonders heimtückische wachsende narbenartige (sklerodermiforme) Basalzellkarzinom anzuwenden.

[!] Merke!
Die Therapie der Wahl beim Basalzellkarzinom des Gesichtes ist die mikroskopisch kontrollierte Chirurgie.

Tabelle 3.1: Empfehlungen für das therapeutische Vorgehen
beim Basalzellkarzinom

Typ des Basalzellkarzinoms	Therapie
Solides Basalzellkarzinom < 1 cm	Exzision mit 3–5 mm SA, im Gesicht evtl. Kryochirurgie[1]
Solides Basalzellkarzinom 1–2 cm	Exzision mit 5 mm SA, Kryochirurgie
Solides Basalzellkarzinom > 2 cm	Exzision mit 5–10 mm SA, MKC, Kryochirurgie
Geschwüriges Basalzellkarzinom (Ulcus rodens/terebrans)	MKC, Exzision mit 10–20 mm SA, evtl. zweiseitiges Vorgehen, Zusammenarbeit mit Chirurgen und Augenärzten
Narbenartiges und wiederholt auftretendes Basalzellkarzinom (sklerodermiformes Basalzellkarzinom und Basalzellkarzinomrezidiv)	Exzision mit 5–15 mm SA, immer MKC
Rumpfhautbasalzellkarzinom	Exzision mit 2–5 mm SA, CO2-Laser, ggf. Kürettage oder topische Chemotherapie. Alternativ: Lokaltherapie mit Imiquimod.

SA = Sicherheitsabstand, MKC = Mikroskopisch kontrollierte Chirurgie

1 Nach vorhergehender Festlegung der Tumordicke mittels hochfrequenter Sonographie. Nur Tumore mit einer Eindringtiefe bis max. ins mittlere Korium können mittels kryochirurgischer Verfahren behandelt werden.

**Mein Arzt hat mir die Kürettage eines Basalzellkarzinoms vorge-
schlagen. Ist das eine Alternative zur vollständigen Exzision?**

Die Kürettage erfolgt mit einem scharfen chirurgischen Löffel oder einem Ringmesser. Die Geschwulst wird tangential zur Oberfläche abgetragen. Das entnommene Geschwulstmaterial sollte auch hier unbedingt
feingeweblich untersucht werden. Aus der Methode heraus erklärt sich,
dass dieses Verfahren nur für sehr oberflächliche Basalzellkarzinome
anwendbar ist, da tiefreichende Abschnitte von ausgedehnten Basalzellkarzinomen nicht erreicht werden können.

Im Anschluss an die Kürettage der bösartigen Hautgeschwulst sollte zusätzlich die Nachbehandlung mit Hochfrequenzstrom und einer kugel-
förmigen Elektrode erfolgen, um eventuell verbliebene Geschwulstaus-
läufer am Rand oder an der Basis zu zerstören sowie die Blutung zu
stillen. Es besteht jedoch auch hier, wie beim Herausschneiden mit dem
Messer (Exzision), die Gefahr der Narbenbildung.

**Kann man Basalzellkarzinome nicht auch mittels Laser
entfernen?**

Grundsätzlich können sehr oberflächliche Basalzellkarzinome auch mit
dem Laser therapiert werden. Der Lasereinsatz ist jedoch teuer und bietet keinen sicheren Vorteil gegenüber den herkömmlichen Verfahren.
Im Gegensatz zu den schneidenden Verfahren gewinnt man bei der Lasertherapie keine feingewebliche Untersuchungsmöglichkeit des Basalzellkarzinoms, es ist ein »blindes« Verfahren, dass sich allein am klinischen Bild orientiert. Es lässt sich somit keine Aussage über den
Therapieerfolg – d.h. eine Überprüfung der Vollständigkeit der Basalzellkarzinomentfernung – machen. Es bleibt als einziges Kontrollele-
ment die klinische Nachbeobachtung.

**Ich habe gehört, dass Basalzellkarzinome auch durch
Kältebehandlung angegangen werden können. Stimmt das?**

Man spricht dabei von der Kryochirurgie. Hier werden die bösartigen
Zellen durch mehrmaliges Einfrieren mit zwischenzeitlichen Auftau-

phasen bei Temperaturen von −30 °C an der Geschwulstbasis (Temperaturmessungen mit Temperatursonde) zerstört. Wenige Tage nach der Kälteanwendung kommt es im behandelten Gebiet zum Gewebeuntergang (Nekrose) in den behandelten Bereichen mit Blasenbildung und Anschwellung. Auch die Kryochirurgie stellt wie die Lasertherapie ein »blindes Verfahren« ohne Möglichkeit zur feingeweblichen Untersuchung dar. Insbesondere Geschwülste im Bereich der Nasenfalten sind wegen der großen Gefahr eines Wiederauftretens (Rezidivgefahr) in diesen Arealen für kryochirurgische Verfahren ungeeignet. Lidbasalzellkarzinome sollten nur in Ausnahmefällen und durch einen kryochirurgisch erfahrenen Operateur behandelt werden.

Welche Therapiealternativen gibt es beim Basalzellkarzinom, abgesehen von Operation, Lasertherapie und Kryochirurgie?

Grundsätzlich sollte den operativen und Material für eine feingewebliche Untersuchung gewinnenden Verfahren in der Therapie des Basalzellkarzinoms der Vorzug gewährt werden. Unter besonderen Umständen können in Einzelfällen folgende Alternativen angewandt werden:

- Der Wirkstoff 5-*Fluorouracil* kann bei sehr oberflächlichen Basalzellkarzinomen eingesetzt werden. Es handelt sich um eine örtliche chemotherapeutische Behandlung. 5-Fluorouracil-Salbe (z.B. Efudix Salbe) wird über ca. 6 Wochen zweimal/Tag auf das Basalzellkarzinom aufgetragen. Wegen starker Reizreaktionen sowie der langen Behandlungsdauer (teilweise bis zu 3 Monate, Patientenmitarbeit entscheidend) sind i.d.R. andere Verfahren vorzuziehen. Beim Auftreten zahlreicher oberflächlicher Rumpfhautbasalzellkarzinome kann die örtliche Chemotherapie ggf. in Kombination mit einem oberflächlichen Abtragen (Kürettage) eine sinnvolle Methode sein.
- Nach feingeweblicher Sicherung kann auch eine örtliche Therapie mit *Imiquimod* (Aldara 5%) durchgeführt werden. Behandelt wird dreimal/Woche über insgesamt 8 Wochen. Bei ausgeprägter Reizung sollten die Anwendungen auf zweimal/Woche reduziert werden. Zahlreiche Studien belegen die gute Abheilung (80% Ansprechrate), doch wird die Therapie z. Zt. noch nicht von den gesetzlichen Krankenkassen übernommen.

- Eine weitere Alternative stellen *Röntgenweichstrahlen* oder die *Bestrahlung mit schnellen Elektronen* dar. Die Behandlung mit Röntgenweichstrahlen sollte als mehrmalige Bestrahlung mit einer Einzeldosis von 3–5 Gray (abgekürzt Gy) drei- bis sechsmal/Woche erfolgen. Das Strahlenfeld sollte 0,5–0,7 cm größer sein als die Geschwulst. Ist nach Erreichen der Gesamtdosis keine vollständige Geschwulstrückbildung bzw. eine oberflächliche Wunde (Erosion) über dem gesamten Bestrahlungsfeld erkennbar, wird in mehrtägigen Abständen weiterbestrahlt. Zumindest eine sich über die gesamte Geschwulst erstreckende oberflächliche Wundreaktion (Erosionsreaktion) ist anzustreben, um die Behandlung abzuschließen.
- Die *photodynamische Therapie* ist ein vergleichsweise neues Therapieverfahren. Dabei wird mit Hilfe äußerlich oder innerlich angewandter Photosensibilisatoren (meist Porphyrinderivate) eine Markierung von Basalzellkarzinomzellen (oder Zellen aktinischer Keratosen) bewirkt. Die anschließende Lichtbestrahlung führt zur Zerstörung der Geschwulst, ohne dass das umgebende Gewebe in Mitleidenschaft gezogen wird. Diese Therapie kann sehr schmerzhaft sein und noch einige Tage nach der Behandlung zu Hautreizungen in den behandelten Bereichen führen.

Wie sieht das Vorgehen bei der photodynamischen Therapie aus?

Die photodynamische Therapie (PDT) gehört ebenfalls zu den sog. blinden Therapieverfahren des Basalzellkarzinoms. Es handelt sich um eine Form der Photochemotherapie, bei der Photosensibilisatoren (in der Dermatologie v.a. 5-Aminolävulinsäure) auf die Haut aufgetragen werden. Es werden meist 20%ige-Cremes verwendet, die dann einige Stunden unter Luftabschluss einwirken müssen. Die Photosensibilisatoren reichern sich dann aus verschiedenen Gründen in den bösartigen Geschwulstzellen an:

- Lipophilie (fettliebende Eigenschaft, guter Gewebedurchtritt) und niedriger ph-Wert des Photosensibilisators
- Reichtum an Fresszellen in der bösartigen Geschwulst
- gute Durchblutung der bösartigen Geschwulst
- wenige Lymphgefäße in der bösartigen Geschwulst (verhindert schnellen Abtransport des Photosensibilisators)

Bei Bestrahlung mit Farbstofflaser oder polychromatischem Licht kommt es zu chemischen Reaktionen, die schließlich zellzerstörend wirken. Es entstehen Hautzerstörungen, die im Laufe von Wochen vollständig abheilen. Die Erfolgsraten liegen bei richtig durchgeführter Behandlung bei für die PDT geeigneten Basalzellkarzinomen (richtiger Indikationsstellung) bei ca. 90%. Die vollständige Beurteilung des Behandlungserfolgs kann jedoch erst mit Verzögerung von einigen Wochen erfolgen. Weiterhin ist es für den Patienten wichtig zu wissen, dass die Behandlung – abhängig von der behandelten Fläche und dem individuellen Schmerzempfinden – sehr schmerzhaft sein kann.

[!] Merke!
Nur sehr oberflächliche Basalzellkarzinome sind für eine photodynamische Therapie geeignet.

Kann auch ein einmal operiertes Basalzellkarzinom wieder nachwachsen (Rezidiv)?

Grundsätzlich wird ein vollständig operativ entferntes Basalzellkarzinom an gleicher Stelle nicht wieder auftreten, doch ist es bei sehr unregelmäßig wachsenden Basalzellkarzinomformen möglich, dass trotz gründlicher feingeweblicher Aufarbeitung und großzügiger chirurgischer Entfernung vereinzelte bösartige Zellen in der Tiefe verblieben sind, aus denen eine neue Geschwulst wachsen kann. Man spricht dann von einem Rezidiv. Bei guter OP-Technik und einer großen Erfahrung des Operateurs liegen die Rezidivraten bei vorausgegangener angemessener Behandlung bei weit unter 5%.

Wenn ich einmal ein Basalzellkarzinom hatte, muss ich dann damit rechnen, dass auch an anderen Stellen Hauttumore auftreten?

Basalzellkarzinome sind in den meisten Fällen durch UV-bedingte Hautschädigungen (Ausnahmen: erblich bedingte Syndrome und chemisch bedingte Basalzellkarzinome) hervorgerufen. Das bedeutet, die Gesamtsonnenbelastung der Haut im Laufe des Lebens hat die für die Haut akzeptable Grenzschwelle erreicht bzw. überschritten. Die Reparaturmechanismen des Körpers sind nicht mehr in der Lage, die durch das Sonnenlicht/durch UV-Strahlung entstandenen Schädigungen auszugleichen. Damit steigt auch die Gefahr, dass an anderen Hautstellen Basalzellkarzinome auftreten können.

Welche Maßnahmen sollte ich beachten, wenn ich einmal ein Basalzellkarzinom hatte?

Grundsätzlich sollte jede weitere Schädigung der Haut durch UV-Strahlung (Sonnenlicht, Sonnenbrand) vermieden werden. Es sollten die direkte Sonneneinstrahlung zwischen 11 und 16 Uhr gemieden, generell immer hohe Lichtschutzfaktoren (LSF) angewandt (mindestens LSF 30) und möglichst wenig Haut frei der Sonne ausgesetzt werden (→ s. Kapitel 15).

Wie sollte die Nachsorge beim Basalzellkarzinom aussehen?

Über mindestens 5 Jahre nach der Diagnosestellung eines Basalzellkarzinoms sollte eine regelmäßige Nachsorge durch einen erfahrenen Hautarzt erfolgen, um ein Wiederauftreten des Basalzellkarzinoms an gleicher Stelle (Rezidiv) oder neue (v. a. durch Sonneneinstrahlung bedingte) Geschwülste frühzeitig zu erkennen. In etwa 25 % der Fälle finden sich innerhalb dieser Zeit bei Menschen, bei denen bereits ein Basalzellkarzinom entfernt wurde, weitere Basalzellkarzinome unabhängig von der Erstgeschwulst.

Im ersten Jahr werden 3-monatige, in den folgenden Jahren 6-monatige Nachsorgekontrollen empfohlen. Die Nachsorge sollte durch einen erfahrenen Hautarzt durchgeführt werden. Zur Untersuchung gehört eine Ganzkörperinspektion unabdingbar dazu. Nach Ablauf von 5 Jahren ist eine jährliche Kontrolle angeraten. Patienten mit einer anlagebedingten Neigung zu bösartigen Hautgeschwülsten sollten langfristig alle 3 Monate kontrolliert werden (→ s. Kapitel 14).

[!] Merke!
Nach der Diagnose eines Basalzellkarzinoms sollte die Nachsorge alle 3–6 Monate über 5 Jahre durch einen erfahrenen Dermatologen durchgeführt werden.

Was kann ich zur Prophylaxe von Basalzellkarzinomen tun?

Das sicherste Mittel zur Verringerung des Risikos von Basalzellkarzinomen (und anderen sonneninduzierten Hautgeschwülsten) ist die frühestmögliche Meidung bzw. Minimierung der UV-Exposition. Dabei sind zu empfehlen (→ s. Kapitel 15):

- Meidung direkter Sonneneinstrahlung v.a. in der Zeit von 11 bis 16 Uhr
- Anwendung von suffizienten Sonnenschutzpräparaten mit LSF > 30
- Tragen von Sonnenhüten und UV-dichter Kleidung

Gibt es keine medikamentöse Behandlung zur Verhinderung der Ausbildung von Basalzellkarzinomen?

Bei Patienten, die durch genetisch bedingte Defekte besonders gefährdet sind, bösartige Hautgeschwülste zu entwickeln, kann eine Behandlung mit Vitamin-A-Abkömmlingen eingeleitet werden. Sie können als vorbeugende Langzeittherapie bei Basalzellkarzinomatose, Basalzellnävussyndrom oder Xeroderma pigmentosum eingesetzt werden. Um das Auftreten von Basalzellkarzinomen zu verhindern, muss die Medikation höher dosiert werden als bei Langzeitanwendungen bezüglich anderer Krankheitsbilder. Die Präparate dürfen bei Frauen und Männern im gebärfähigen/zeugungsfähigen Alter nur unter Anwendung sicherer Verhütungsmethoden eingesetzt werden. Andernfalls könnten bei dem ungeborenen Kind z.T. auch schwere Schädigung hervorgerufen werden. Die sichere Verhütung muss Monate vor und nach Einsatz dieser Medikamente sichergestellt sein.

Bei Kindern sind diese Präparate nur unter äußerster Vorsicht einzusetzen, da sie das Knochenwachstum stören.

Tabelle 3.2: Behandlungsverfahren für Basalzellkarzinome (BCC) im Überblick

Verfahren	Indikation	Vorteil	Nachteil
Exzision	Solide BCC in unproblematischer Lokalisation, klare klinische Begrenzbarkeit	Einfaches und schnelles Verfahren, mikroskopische Randschnittkontrolle, relativ selten Wiederauftreten	Bei BCC mit unklarer Begrenzung sowie starker Tiefenausdehnung. Gegenüber MKC höhere Gefahr eines Wiederauftretens
MKC – Mikroskopisch kontrollierte Chirurgie	BCC-Rezidive, ausgedehnte BCC im Gesicht, unklare klinische Abgrenzbarkeit, sklerodermiforme BCC, BCC in besonderer Lokalisation (Augenwinkel, Nasensteg, Ohrmuschel)	Zuverlässige Randschnittkontrolle, niedrigste Rate an wiederauftretenden BCC	Aufwändig, mehrzeitiges Verfahren
Kürettage und Elektrodesikkation[1]	Superfizielle BCC des Rumpfes und der Extremitäten, Basaliomatosen (z.B. Basalzellnaevus-Syndrom), toxisch induzierte BCC (z.B. Arsenintoxikationen), insbes. bei älteren Patienten	Schnell	Keine Randschnittkontrolle, v.a. nach Elektrodesikkation. relativ schlechte kosmetische Resultate, Neigung zu überschießender Narbenbildung
Kryochirurgie[1]	Flache, kleine BCC, deren Tumorgewebe die mittlere Lederhaut nicht überschreiten, Rumpfhaut-BCC, insbes. bei älteren Menschen	Nicht tiefreichend, relativ gutes kosmetisches Resultat	Keine Randschnittkontrolle, bes. Erfahrung ist wichtig, relativ hohe Rate an wiederkehrendem Auftreten von BCC, häufig Depigmentierung ▶

Tabelle 3.2: Fortsetzung

Verfahren	Indikation	Vorteil	Nachteil
CO_2-Laser fokussiert (Lichtskalpell)	Superfizielle BCC	Geringes Blutungsrisiko, übersichtliches Operationsfeld	Neigung zu Narben- und Keloidbildung
CO_2-Laser[1] defokussiert	Superfizielle BCC	Nicht tiefreichend	Keine Randschnittkontrolle, Tiefenauswirkung der Bestrahlung schlecht zu bemessen
Strahlentherapie[1]	Nur bei Patienten im höheren Alter, mittelgroße noduläre BCC, pigmentierte BCC, Rumpfhaut-BCC. Geeignet sind Lokalisationen im Gesicht, auch an Augenlidern, Augenwinkeln, Nase, Nasolabialfalte, Ohrmuschel und Lippen. Nicht über Ohrknorpel, knöcherner Unterlage, Handrücken	Nicht tiefreichend, Rezidivrate abhängig vom BCC-Typ (solide: ca. 5%, sklerodermiform: > 30%)	Keine Randschnittkontrolle, Entstehung neuer Tumore, Hautschädigung durch Röntgenstrahlen, Gefahr schlechtheilender Wunden, insbes. über Knorpel und knöcherner Unterlage
5-Fluorouracil[1]	Superfizielle BCC	Nicht tiefreichend	Keine Randschnittkontrolle, erhebliche örtliche Nebenwirkungen mit Entzündungen, Pigmentverschiebungen, Narbenbildung möglich ▶

Tabelle 3.2: Fortsetzung

Verfahren	Indikation	Vorteil	Nachteil
Vorbeugung: Therapie mit Vitamin-A-Abkömmlingen	Absolute Indikation: Hautkrebs-Syndromen, vorausgegangene Arsentherapie Relative Indikation: Multiple BCC bei immungeschwächten Patienten, multiple BCC nach schwerwiegendem Lichtschaden der Haut oder Arsenvergiftung	Vorbeugung	Nebenwirkungen einer Retinoidtherapie: Teratogenität (bis 24 Monate nach Absetzen), Trockenheit der Schleimhäute, Cheilitis, Haarausfall. Bei Kindern Knochenwachstum überwachen!

1 Bei blinden Verfahren muss vor Behandlung die Diagnose über eine Gewebeprobe gesichert werden! Zudem dürfen nur Tumore bis max. in die mittlere Lederhaut eindringend mittels nicht tiefreichender Verfahren behandelt werden. Vorhergehende Festlegung der Tumordicke mittels hochfrequenter Sonographie (20 MHz) sinnvoll.

4 Der Morbus Bowen und die Erythroplasie Queyrat

4.1 Morbus Bowen

Was ist der Mb. Bowen?

Beim Mb. Bowen handelt es sich um eine von den Hornzellen ausgehende, noch nicht die Basalzellschicht der Oberhaut durchbrechende, in die Tiefe einwachsende bösartige Hautgeschwulst (sog. Carcinoma in situ). Klinisch sieht man eine langsam wachsende rötliche Platte (Plaque) mit schuppend-krustöser, seltener samtartig geröteter pergamentartiger Oberfläche. An der Genitalschleimhaut wird der Mb. Bowen als Erythroplasie Queyrat (s.u.) bezeichnet.

Wie entsteht ein Mb. Bowen?

Wie bei vielen anderen Hauttumoren auch, spielt in der Entstehung des Mb. Bowen die hohe und lang anhaltende UV-Belastung eine entscheidende Rolle. Daneben tragen Arsenkontakt und bestimmte Viren (z.B. humane Papillomaviren) zur Entstehung bei.

Wer ist vor allem vom Mb. Bowen betroffen?

Der Mb. Bowen tritt v.a. bei hellhäutigen Menschen jenseits des 50. Lebensjahres auf.

An welchen Körperstellen tritt der Mb. Bowen auf?

Entsprechend seiner Entstehung tritt der Mb. Bowen v.a. an den der Sonne ausgesetzten Arealen auf. Grundsätzlich ist eine Entstehung jedoch an anderen Hautpartien möglich.

Wie sieht der Mb. Bowen aus?

Meist findet sich ein einzelner braunrötlicher, scharf aber unregelmäßig begrenzter Herd. Es tastet sich nur eine geringe Verdickung. Die Platte zeigt eine Wachstumstendenz vom Zentrum zum Randbereich hin und ist meist von Schuppen oder Schuppenkrusten bedeckt. Länger bestehende Hautveränderungen sind z.T. leicht verletzlich oder haben (selten) eine raue (warzenartige) Oberfläche.

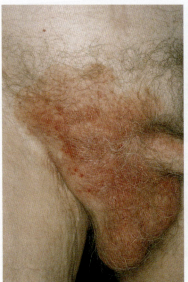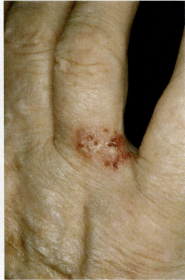

Abbildung 4.1: Mb. Bowen im Bereich der Leiste und in den Fingerzwischenräumen der Hand

Wie kann der Mb. Bowen behandelt werden?

Therapie der Wahl des Mb. Bowen ist ein vollständiges Herausschneiden der Geschwulst. Alternativ kann die Kryochirurgie (zweimaliger Gefrierzyklus) angewandt werden. Bei ungünstiger Lokalisation und Größe kann beim alten Menschen ggf. die oberflächliche Entfernung mit dem Ringmesser (Kürettage) oder eine Röntgen-Weichstrahltherapie eingesetzt werden (tgl. 3–5 Gray bis zur Gesamtdosis von 40–60 Gray). Behandlungen mit äußerlich anwendbaren Chemotherapeutika wie 5-Fluorouracil (z. B. Efudix Roche Salbe) jeden 2. Tag über 1 Woche kann erwogen werden und eignet sich insbesondere in der Kombination mit einer Kürettage. In Einzelfällen wurden auch die Behandlung mit CO_2-Laser und die photodynamische Therapie beschrieben.

[!] Merke!
Therapie der Wahl beim Mb. Bowen ist ein vollständiges Herausschneiden der Geschwulst.

Ich habe von einer Creme gehört, die den Mb. Bowen behandeln soll. Was genau ist das?

In neueren Studien haben sich gute Erfolge durch eine örtlich anwendbare und immunmodulierende Creme, z. B. Imiquimod (Aldara 5 %, gezeigt. Diese Creme wird dreimal/Woche auf die Hautgeschwulst aufgetragen, sollte möglichst über Nacht einwirken und dann nach ca. 8 Stunden abgewaschen werden. Die Therapie sollte insgesamt über 8 Wochen fortgeführt werden. Bei zu starker Reizung durch die Therapie, insbesondere bei nässender Entzündung, sollte die Anwendungshäufigkeit auf zweimal/Woche reduziert werden. Die Anwendungsbereiche sind sorgfältig zu pflegen, Übersiedelungen mit Bakterien oder Viren (Superinfektionen) sind zu vermeiden.
In Deutschland ist das Präparat z.Zt. zwar auf dem Markt erhältlich, ist aber nicht speziell für den Mb. Bowen zugelassen, was bedeutet, dass eine Kostenübernahme seitens der gesetzlichen Krankenkassen in der Regel abgelehnt wird.

Wie ist die Prognose des Mb. Bowen einzuschätzen?

Insgesamt ist die Prognose des Mb. Bowen recht gut. Erst nach jahre- bis jahrzehntelanger Bestandsdauer ist der Übergang in eine tiefreichende bösartige Hautgeschwulst (ein Plattenepithelkarzinom) beschrieben. Dann ist auch die Bildung von Absiedelungen (Metastasen) möglich. Man spricht dann vom sog. Bowen-Karzinom.

Was ist das Bowen-Karzinom?

Das Bowen-Karzinom ist eine Sonderform des Plattenepithelkarzinoms mit feingeweblichen Kriterien des Mb. Bowen. Es entsteht aus einem jahrelang unbehandelt bestehenden Mb. Bowen oder einer aktinischen Keratose vom bowenoiden Typ. Therapie und Prognose des Bowen-Karzinoms entsprechen der anderer Plattenepithelkarzinome (→ s. Kapitel 5).

4.2 Bowenoide Papulose

Ich habe von der bowenoiden Papulose gehört. Hat sie etwas mit dem Mb. Bowen zu tun?

Bei der bowenoiden Papulose handelt es sich um über dem Hautniveau liegende, bis erbsgroße Knötchen (Papeln) im Penis-, Anal- oder Vulvabereich. Es finden sich mehrere 2–5 mm große, flache, rotbraune unregelmäßig begrenzte Knötchen. Die Oberfläche ist meist glatt bis samtartig, selten aber auch weißlich-wärzchenartig. Sie werden durch bestimmte krebsverursachende Viren, sog.»high risk« humane Papillomaviren (HPV Typ 16 und 18) verursacht. Die Hautveränderungen sind zunächst gutartig, haben aber in der feingeweblichen Untersuchung viele gemeinsame Merkmale mit dem Mb. Bowen. Erst nach jahrzehntelangem Bestehen können sie in ein tiefreichend wachsendes Plattenepithelkarzinom oder einen Mb. Bowen übergehen.

Die bowenoide Papulose findet man v.a. bei Männern im jungen und mittleren Erwachsenenalter, seltener kommt sie bei Frauen vor. Viele Betroffene berichten in ihrer Krankenvorgeschichte von Feigwarzen (Condylomata acuminata) in den entsprechenden Lokalisationen.

Wie wird die Diagnose einer bowenoiden Papulose gestellt?

Die Diagnose wird zum einen klinisch und entsprechend der feingeweblichen Untersuchung, zum anderen über den Nachweis von humanen Papillomaviren gestellt.

[!] Merke!
Die bowenoide Papulose wird durch humane Papillomaviren Typ 16 und 18 verursacht, die außerdem zur Krebsentstehung beitragen können. Die bowenoide Papulose sollte daher frühzeitig und vollständig entfernt werden.

Wie sieht die Therapie der bowenoiden Papulose aus?

Therapeutisch wird bei ausgedehnterem Befall (> 5 Papeln) die Abtragung mit Hilfe von Elektroverfahren und anschließender oberflächlicher Entfernung mit dem Ringmesser (Kürettage) empfohlen. Gegebenenfalls sollte beim Mann eine Vorhautentfernung (Zirkumzision) durchgeführt werden. Im Falle eines mehrmaligen Auftretens bowenoider Papeln ist sie unumgänglich. Bei beschnittenen Männern kommt es so gut wie nie zur Entstehung derartiger Hautveränderungen.

Alternativ kann ein Therapieversuch mit Imiquimod 5 % Creme (Aldara, dreimal/Woche über Nacht auftragen, Therapiedauer maximal 16 Wochen) unternommen werden. Für eine derartige Therapie ist allerdings zur Sicherstellung des Erfolges eine maximale Bereitschaft des Patienten zur zuverlässigen Mitarbeit dringend erforderlich.

Die bowenoide Papulose hat eine hohe Tendenz zur spontanen Rückbildung, d. h. sie verschwindet in vielen Fällen ohne Einsatz einer Behandlung. Der Übergang in ein tiefreichend wachsendes Plattenepithelkarzinom ist extrem selten und wird teilweise gänzlich bestritten.

Da humane Papillomaviren Typ 16 häufig im Zusammenhang mit Zervixkarzinomen (bösartige Geschwulst des Gebärmutterhalses) gefunden werden, vermutet man ein erhöhtes Risiko für derartige Geschwülste bei Frauen, deren Partner an einer bowenoiden Papulose leiden! Daher sollte männlichen Patienten eine gynäkologische Untersuchung der Partnerin dringend empfohlen werden.

[!] Merke!
Frauen, deren Partner an einer bowenoiden Papulose leidet, müssen regelmäßig gynäkologisch untersucht werden!

4.3 Erythroplasie Queyrat

Was ist die Erythroplasie Queyrat?

Die Erythroplasie Queyrat ist »der Mb. Bowen der Schleimhaut«. Es handelt sich um eine noch nicht tiefwachsende bösartige Hautgeschwulst (sog. Carcinoma in situ). Man findet sie vor allem bei nicht beschnittenen Männern im Bereich der Eichel, der Vorhaut sowie bei Frauen im Bereich der Vulva. Bei beiden Geschlechtern kann die Erythroplasie Queyrat auch an der Mundschleimhaut auftreten.

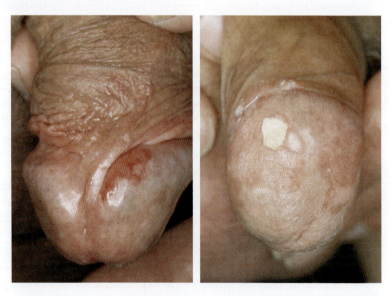

Abbildung 4.2: Die Erythroplasie Queyrat findet man vor allem bei nicht beschnittenen Männern im Bereich der Eichel

© Springer-Verlag Berlin, Heidelberg (2005) P. Altmeyer, M. Bacharach-Buhles (2002) Springer Enzyklopädie Dermatologie, Allergologie, Umweltmedizin

Wie erkennt man die Erythroplasie Queyrat?

Man sieht klinisch sattrote, scharf begrenzte Herde mit samtartig gekörnter, manchmal auch plattenartiger Oberfläche.

Wie sieht die Behandlung der Erythroplasie Queyrat aus?

Da es sich bei der Erythroplasie Queyrat zwar um eine noch nicht invasiv wachsende, aber dennoch bösartige Hautgeschwulst (Carcinoma in situ) handelt, ist ein vollständiges und möglichst frühzeitiges komplettes Herausschneiden (Exzision) Therapie der ersten Wahl.

Bei der häufigen Lokalisation an der Eichel ist die an die Entfernung anschließende Defektdeckung mit Hilfe des äußeren oder inneren Vorhautblattes anzustreben. Alternativ kommen CO_2-Laser, Abtragung mit elektrischer Schlinge, Kryochirurgie oder Röntgenweichstrahlen in Betracht. Ob derartige Behandlungsmöglichkeiten im jeweiligen Fall in Frage kommen, kann nur der in der Therapie von Hautkrebs erfahrene Hautarzt beantworten. Sollte es sich bereits um eine wieder aufgetretene Geschwulst (Rezidiv) handeln, ist allein das großzügige Herausschneiden der Geschwulst, gegebenenfalls auch die Amputation der Eichel vorzunehmen. Es kommen keine alternativen Therapien in Frage.

[!] Merke!
Die Erythroplasie Queyrat muss unbedingt komplett herausgeschnitten werden.

Wie ist die Prognose der Erythroplasie einzuschätzen?

Die Prognose der Erythroplasie ist ungünstiger als beim Mb. Bowen, daher sollten betroffene Patienten engmaschig (Abstand von 3 Monaten) über mehrere Jahre regelmäßig kontrolliert werden.

5 Das Plattenepithelkarzinom (Spinalzellkarzinom)

Was ist das Plattenepithelkarzinom?

Das Plattenepithelkarzinom ist eine bösartige Geschwulst der Haut mit zerstörendem Wachstum und der Fähigkeit, Absiedelungen zu bilden. Eine Metastasierung erfolgt beim Plattenepithelkarzinom jedoch eher selten.

Wer ist vor allem vom Plattenepithelkarzinom betroffen?

Insgesamt kommt das Plattenepithelkarzinom in Europa bei ca. 25–30 pro 100.000 Einwohner pro Jahr vor. Es sind v.a. ältere Menschen (> 60 Jahre) betroffen. Meist entsteht das Plattenepithelkarzinom auf dem Boden eines chronischen Lichtschadens der Haut. Bei den Plattenepithelkarzinomen an den Schleimhäuten sind Viren (humane Papillomaviren) an der Entstehung beteiligt. Männer sind doppelt so häufig betroffen wie Frauen.

An welchen Körperstellen finden sich Plattenepithelkarzinome?

Plattenepithelkarzinome entstehen entsprechend ihrer Ätiologie v.a. an Stellen, die besonders starker und dauerhafter Sonneneinstrahlung ausgesetzt sind wie z.B. der Unterlippe, der Ohrmuschel, an Stirn, Handrücken und Unterarmstreckseiten. Seltener findet es sich im Bereich der Mundschleimhaut oder im Genitalbereich. Die Plattenepithelkarzinome an der normalen Haut und an den Schleimhäuten haben hinsichtlich ihrer Prognose eine sehr unterschiedliche Wertigkeit.

Wie sieht das Plattenepithelkarzinom aus?

Das klinische Bild des Karzinoms ist entscheidend vom Ort des Auftretens abhängig. Es unterscheidet sich beim Erscheinen an der Haut deutlich von den Plattenepithelkarzinomen an den Schleimhäuten. Im Mundschleimhautbereich stellt sich das Plattenepithelkarzinom als weißliche, derbe Platte oder als derber, breit aufsitzender Knoten dar. An der Haut findet man einen schmerzlosen, meist aus der Haut herausragenden, hautfarbenen oder auch krustig belegten, grobhöckerigen, meist oberflächlich zerstörten Knoten von derber Konsistenz. Häufig stellt sich ein weniger stark verhornter geröteter Randwall dar, der ein stärker verhornendes Zentrum schüsselförmig umfasst. Bei fehlendem Hornzentrum kann ein offenes Geschwür entstehen. Außerdem sind warzenförmige Hornauflagerungen möglich. Auch hinter dem Bild eines Hauthorns (Cornu cutaneum → s. Kapitel 2) kann sich ein Plattenepithelkarzinom verbergen.

Diagnostisch problematisch können sich Plattenepithelkarzinome an den Fingern, Zehen oder der Nase mit flach Schuppenflechte-ähnlichem Aspekt darstellen. Das warzenartige (verruköse) Plattenepithelkarzinom der Fußsohle wächst druckbedingt häufig nach innen und zeigt sich als oberflächlich zerstörte, schmerzhafte, flache warzenartige Platte, seltener als Knoten.

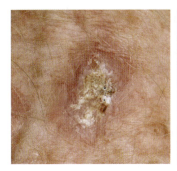 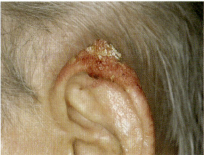

Abbildung 5.1: Das Plattenepithelkarzinom entsteht in der Regel aus Vorstufen im Bereich lichtexponierter Regionen

© Springer-Verlag Berlin, Heidelberg (2005) P. Altmeyer, M. Bacharach-Buhles (2002) Springer Enzyklopädie Dermatologie, Allergologie, Umweltmedizin

Mein Arzt hat von einer Einteilung der Plattenepithelkarzinome nach »Broders« gesprochen. Was bedeutet das?

Feingeweblich sieht man beim Plattenepithelkarzinom eine von den oberflächlichen Hautschichten ausgehende Vermehrung bestimmter Zellen mit unterschiedlich differenzierten Hornzellen, die fingerförmig oder in breiten Verbänden die unterschiedlichen Schichten der Lederhaut oder auch Unterhaut und die darunter liegenden Strukturen durchsetzen. Nach Broders unterscheidet man je nach dem Anteil atypischer Zellen an der Zellgesamtzahl: Grad I: < 25 %, Grad II: 25–50 %, Grad III: 50–75 %, Grad IV: > 75 %.

Welche Therapien kommen beim Plattenepithelkarzinom zur Anwendung?

Da es sich beim Plattenepithelkarzinom um eine bösartige Geschwulst mit Gefahr der Bildung von Absiedelungen (Metastasierung) handelt, ist eine möglichst frühzeitige vollständige Therapie der Geschwulst das anzustrebende Ziel. Das ist in erster Linie durch ein tiefreichendes Herausschneiden (Exzision) der Geschwulst zu erreichen. Alternativ kann in Ausnahmefällen eine Strahlentherapie durchgeführt werden. Bei frühen Formen des Plattenepithelkarzinoms, einem sog. Carcinoma in situ (Mb. Bowen, → s. Kapitel 4), sind auch Kryochirurgie oder eine Kombinationsbehandlung aus Kürettage und örtlicher Chemotherapie möglich.

Wie sieht das operative Vorgehen beim Plattenepithelkarzinom aus?

Mittel der ersten Wahl ist die sog.»mikroskopisch kontrollierte Chirurgie« (MKC). Die Geschwulst wird mit einem Sicherheitsabstand von 3–5 mm herausgeschnitten. Die Seitenränder werden zur Zuordnung der Lage, in der Haut mittels Fäden markiert. Anschließend erfolgt die lückenlose feingewebliche Aufarbeitung der gesamten Außenfläche des entfernten Gewebestückes. Finden sich in den Randbereichen weitere Geschwulstanteile, wird eine Nachoperation mit entsprechendem Vorgehen durchgeführt bis die Randbereiche des herausgeschnittenen Gewebes absolut frei von bösartig veränderten Zellen sind. Es empfiehlt sich, das Wundgebiet bis zum Erhalt des Befundes der feingeweblichen Untersuchung nur mittels sog. Haltefäden oder Verbandsmaterial zu verschließen. Ein endgültiger Verschluss der Wunde wird erst erfolgen, wenn alle Geschwulstanteile sicher im Gesunden entfernt wurden.

[!] Merke!
Die Therapie der Wahl beim Plattenepithelkarzinom ist die mikroskopisch kontrollierte Chirurgie.

Werden beim Plattenepithelkarzinom auch Lymphknoten entfernt?

Da das Plattenepithelkarzinom der Haut eher selten Absiedelungen macht (metastasiert), wird, von bestimmten Hochrisiko-Fällen abgesehen, keine vorbeugende Lymphknotenentfernung empfohlen. Bei Hochrisiko-Patienten ist der Einsatz der Sentinel-Lymphknoten-Biopsie Methode der Wahl. Das Vorgehen ist hierbei entsprechend der Sentinel-Lymphknoten-Biopsie beim malignen Melanom (→ s. Kapitel 6).

Kann man beim Plattenepithelkarzinom auch eine Kältetherapie anwenden?

Die Behandlungsergebnisse der sog. »blinden« (ohne feingewebliche Untersuchung) Therapieverfahren (Strahlen-, Kryochirurgie) sind deutlich schlechter als beim operativen Vorgehen.

Bei der Kryochirurgie wird die bösartige Geschwulst in 2 aufeinander folgenden Zyklen im offenen Sprayverfahren oder sog. Kontaktverfahren bis −196 °C heruntergekühlt. Diese Therapie sollte eigentlich den Präkanzerosen (aktinische Keratosen → s. Kapitel 2) oder den Carcinoma in situ (Mb. Bowen, Erythroplasie Queyrat → s. Kapitel 4) vorbehalten bleiben und bei Plattenepithelkarzinomen nur im Ausnahmefall (umschriebene, oberflächliche Geschwülste bei Patienten höheren Alters) durchgeführt werden.

[**!**] Merke!
Die Strahlentherapie ist eine Alternative bei nicht operablem Plattenepithelkarzinom.

Ich habe gehört, beim Plattenepithelkarzinom kann auch eine lokale Chemotherapie hilfreich sein. Welche Präparate kommen zur Anwendung?

Es ist bei durch feingewebliche Untersuchung gesichertem, nicht tief wachsendem Carcinoma in situ möglich, zunächst eine oberflächliche Entfernung mittels Ringmesser (Kürettage) durchzuführen und mit einer örtlich angewandten Chemotherapie (5-Fluorouracil) nachzubehandeln. Die Therapie sollte über etwa 6 Wochen erfolgen. Gleiches gilt für die Anwendung der photodynamischen Therapie beim Plattenepithelkarzinom (→ s. Kapitel 3). Bei tief wachsenden Plattenepithelkarzinomen ist von einer derartigen Therapie unbedingt abzuraten.

Kommen auch Strahlentherapien für Plattenepithelkarzinome in Frage?

Die klinischen Ergebnisse der Radiotherapie sind den herkömmlichen operativen Resultaten gleichwertig. Im Falle von allgemeiner oder lokaler Inoperabilität, zu erwartendem ungünstigen kosmetischen Ergebnis, dem Befall großer Hautareale oder einer Operationsverweigerung durch den Patienten bietet die regelrecht durchgeführte Strahlentherapie (Radiotherapie) eine Erfolg versprechende Alternative zur Operation.
Es werden Elektronen- oder Protonenbestrahlung eingesetzt mit einem Mindestabstand von 1 cm. Eine Einzeldosis von 2 Gray sollte etwa fünfmal/Woche angewandt werden. Auf vorgeschädigter Haut, Knorpel oder Knochen ist die Dosis entsprechend zu reduzieren. Die Bestrahlungstherapie ist Therapie der Wahl bei Inoperabilität, unvollständigen operativen Entfernungen, Wiederauftreten eines bereits entfernten Plattenepithelkarzinoms (Rezidiv) und/oder Lymphknoten-Metastasen mit kapselüberschreitendem Wachstum sowie der Lymphangiosis carcinomatosa (→ s. Kapitel 12).

Die Auswahl der geeigneten Strahlqualität richtet sich nach den Erfordernissen der Umgebung, ggf. kann auch das Afterloading-Verfahren eingesetzt werden. Beim Afterloading wird keine radioaktive Bestrahlung von außen durchgeführt, sondern eine Kapsel mit radioaktiv strahlendem Material in den Körper eingesetzt. Von dort aus wird eine genau berechnete, gleichmäßige Bestrahlung auf das Geschwulstgewebe abgegeben (quasi Bestrahlung von innen). Dieses Verfahren eignet sich insbesondere bei Plattenepithelkarzinomen an den Schleimhäuten.

Wann kommen beim Plattenepithelkarzinom Chemotherapien zum Einsatz?

Eine Chemotherapie ist beim Plattenepithelkarzinom erst beim Auftreten von Lymphknoten- und/oder Organmetastasen (Stadium III und IV) bei Patienten unter 70 Jahren und allgemeiner Inoperabilität angezeigt. Die Zielsetzung ist dabei rein lindernd und symptomunterdrückend (palliativ), eine Heilung ist nicht zu erwarten.

Standard für eine Chemotherapie beim Plattenepithelkarzinom ist die alleinige Therapie mit Methotrexat, die ambulant durchgeführt werden kann (Remissionsraten 20–40%). In seltenen Fällen kann eine Therapie mit einer Kombination aus mehreren Chemotherapeutika (Remissionsraten: 50–90%) angezeigt sein. Dabei kommen Kombinationen von Cisplatin und Doxorubicin, Cisplatin und 5-Fluorouracil oder Cisplatin, 5-Fluorouracil und Bleomycin zur Anwendung.

Alternativ kann auch eine Kombination aus Bestrahlung und Polychemotherapie zur Anwendung kommen. Diese ist insbesondere bei inoperablen Geschwülsten im Kopf-/Hals-Bereich angezeigt.

Über welche Wege setzt das Plattenepithelkarzinom seine Metastasen?

In der Regel erfolgen Absiedelungen des Plattenepithelkarzinoms (Metastasierung) zunächst über den Lymphweg (lymphogen) in die örtlich zugehörigen (regionären) Lymphknoten. Später kann auch eine Ausbreitung über den Blutweg erfolgen (hämatogen).

Wie ist die Prognose beim Plattenepithelkarzinom einzuschätzen?

Die Prognose des Plattenepithelkarzinoms ist abhängig von der Tumordicke und Lokalisation. Bei erfolgreichem operativem Vorgehen ist sie meist günstig einzuschätzen. Problematisch und mit einem frühen Risiko einer Absiedelung behaftet sind v.a. Plattenepithelkarzinome der Genitalschleimhaut sowie Ohrmuschelkarzinome.

Tabelle 5.1: Prognose beim Plattenepithelkarzinom abhängig von seiner Ausbreitung

pT-Kategorie	Definition der Prognosegruppe	Metastasierungsrate
pT1–3a	begrenzt auf die Lederhaut und Tumordicke bis 2 mm	0%
pT1–3b	begrenzt auf die Lederhaut und Tumordicke von mehr als 2 mm, aber nicht mehr als 6 mm	ca. 6%
pT1–3c	Einbeziehung der Unterhaut und/ oder Tumordicke mehr als 6 mm	ca. 20%
pT4a	bei Eindringen in tiefe, nicht in der Haut liegende Strukturen (T4): 6 mm oder weniger	ca. 25%
pT4b	bei Eindringen in tiefe, nicht in der Haut liegende Strukturen (T4): mehr als 6 mm	bis ca. 40%

Weiterhin gibt es eine Reihe von Faktoren, die bezüglich der Prognose eher ungünstig sind:

• Geschwulstdurchmesser > 2 cm
• rasches Wachstum
• Wiederauftreten eines vorausgegangenen und bereits therapierten Plattenepithelkarzinoms
• Zerstörung der Tumoroberfläche (Ulzeration)

- Lokalisation der Geschwulst an Ohrmuschel, Lippenrot, Skrotum, Analhaut, Finger- oder Zehenspitze
- Lokalisation der Geschwulst an Schleimhaut der Lippen, sonstiger Mundschleimhaut, Eichel, Vulva (Metastasierungsrate 18–30 %)
- bestehende erworbene oder angeborene Immunschwächen

Gibt es für das Plattenepithelkarzinom auch einen Marker im Blut, der eine Tumoraktivität anzeigt (Tumormarker)?

Der Tumormarker des Plattenepithelkarzinoms ist das sog. Cyfra 21-1. In erster Linie findet dieses Eiweißmolekül bei der Verlaufskontrolle und Nachsorge des Plattenepithelkarzinoms der Lunge Anwendung. Plattenepithelkarzinome der Haut führen meist nicht zur Erhöhung von Cyfra 21-1 im Blut. Dieser Marker ist somit für Karzinome der Haut nicht geeignet.

6 Das maligne Melanom (MM)

Was ist das maligne Melanom?

Das maligne Melanom ist in der Allgemeinbevölkerung als »Schwarzer Hautkrebs« bekannt. Es ist eine sehr bösartige, tiefreichend wachsende Hautgeschwulst, die (abhängig von der Geschwulstdicke) früh zur Absiedelung von Töchtergeschwülsten (Metastasen) neigt. Das maligne Melanom entsteht aus den pigmentbildenden Zellen der Haut und Schleimhaut (Melanozyten), selten auch im Bereich der Netzhaut oder an den Hirnhäuten.

Wer ist vor allem vom malignen Melanom betroffen?

Vor allem Angehörige der weißen Rasse im mittleren Lebensalter sind betroffen. Frauen erkranken etwa doppelt so häufig wie Männer. In Deutschland treten derzeit pro Jahr ca. 15 Neuerkrankungen pro 100.000 Einwohner auf. Die Tendenz ist jedoch weiter steigend. In anderen Ländern der Welt tritt das maligne Melanom zum Teil noch weit häufiger auf. Spitzenreiter der Statistik sind derzeit Australien und Neuseeland mit 50 Melanompatienten/100.000 Einwohner.

Gibt es keine malignen Melanome bei Menschen mit afroamerikanischer oder asiatischer Abstammung?

In diesen Rassen treten nur selten maligne Melanome auf. Meist finden sich hier maligne Melanome an den Finger- oder Zehenspitzen oder maligne Melanome der Schleimhäute.

Wie entsteht das maligne Melanom?

Bis heute ist die Entstehung des malignen Melanoms nicht sicher geklärt. Bekannt sind jedoch verschiedene Risikofaktoren. Dazu gehört neben der erblichen Veranlagung v.a. das UV-Licht (Sonnenbestrahlung, Sonnenbankgebrauch). Insbesondere Menschen mit dauerhafter hoher UV-Belastung in der Kindes- und Jugendzeit sind gefährdet, ein oberflächliches oder knotiges Melanom zu entwickeln. Beim sog. Lentigo maligna Melanom ist die Gesamtdosis der erhaltenen UV-Strahlung entscheidend (→ Melanomtypen s.u.).

Tabelle 6.1: Risikofaktoren für die Entwicklung von Melanomen

- Sonnenempfindlichkeit
- erhebliche Sonnenbelastung
- hohe Anzahl an Pigmentflecken
- atypisch veränderte Pigmentflecken
- angeborene oder erworbene Immunschwäche
- vorausgegangenes malignes Melanom
- erbliche Erkrankungen, die mit einem erhöhten Risiko für bösartige Hautgeschwülste einhergehen

Entsteht ein malignes Melanom immer aus einem vorhandenen Pigmentmal?

In 30 % der Fälle geht ein malignes Melanom aus einem vorbestehenden Pigmentmal (melanozytärer Naevus) hervor. In ca. 10–20 % der Fälle entsteht es jedoch auf bisher unveränderter Haut. Bei 10 % der Fälle geht das maligne Melanom aus einer bestehenden Lentigo maligna (bösartige, pigmentierte Hautveränderung, die jahre- bis jahrzehntelang in der horizontalen Wachstumsphase bleibt und sich flächig in der Oberhaut ausbreitet, ohne tiefere Hautschichten zu betreffen, dem sog. Melanoma in situ) hervor. Sehr selten nimmt ein malignes Melanom seinen Ausgang von einem Naevus bleu (gutartige Geschwulst von pigmentbildenden Zellen in der Lederhaut, die durch Pigmentbildung in tiefen Gewebsschichten blau erscheinen).

Wie erkennt man ein malignes Melanom?

Das maligne Melanom ist meist ein tiefbrauner bis blau-schwärzlicher, seltener aber auch brauner oder braun-roter Knoten oder Fleck. Selten ist er völlig pigmentfrei (amelanotisches malignes Melanom). Die Bandbreite des Erscheinungsbildes wechselt jedoch sehr stark abhängig von der Bestehensdauer, der Wachstumsgeschwindigkeit und der Wachstumsrichtung (horizontal = parallel zur Hautoberfläche/vertikal = in die Tiefe reichend).

Wie unterscheidet man einen harmlosen Pigmentfleck vom malignen Melanom?

Man macht sich bei der Beurteilung von pigmentierten Hautgeschwülsten die sog. ABCDE-Regel zu Nutze. Je mehr der 5 Kriterien auf das verdächtige Pigmentmal zutreffen, desto wahrscheinlicher ist es, dass es sich um eine bösartige Geschwulst handelt.

Tabelle 6.2: ABCDE-Regel zur Diagnostik zur Beurteilung von Pigmentmalen der Haut

A	Asymmetrie	beide Hälften des Pigmentmals sind nicht deckungsgleich
B	Begrenzung	die Begrenzung ist unregelmäßig, es finden sich Ausläufer
C	Colour = Farbe	die Farbe ist sehr dunkelbraun oder tiefschwarz oder wechselt zwischen verschiedenen Farben (schwarz, braun, rot, weiß, grau)
D	Durchmesser	der Durchmesser beträgt mehr als 5 mm
E	Erhabenheit	das Pigmentmal ist tastbar und erhebt sich über das normale Hautniveau hinaus

Wie wird die Diagnose eines malignen Melanoms gestellt?

Angesichts der mitunter weitreichenden therapeutischen Konsequenzen muss die Diagnose »malignes Melanom« (MM) mit äußerster Sorgfalt gestellt werden. So beruht sie immer auf mehreren diagnostischen Schritten. Dazu gehören zunächst die klinischen Kriterien (→ s. ABCDE-Regel). Zusätzlich kommt die Auflichtmikroskopie zum Einsatz (→ s. Auflichtmikroskopie). Vor einer Entfernung des Pigmentmals ist außerdem der Einsatz der hochauflösenden Sonographie üblich. Die Vermessung der Geschwulst mittels Ultraschall liefert für das operative Vorgehen entsprechend der Geschwulstdicke wichtige Zusatzinformationen. Die bösartigen Zellen stellen sich als einheitliche, im Ultraschall echoarme Struktur mit scharfen Grenzen zum umgebenden Gewebe dar. Sehr gute Übereinstimmungen ergeben sich für die mittels Ultraschall vor der Operation und mikroskopisch am herausgeschnittenen Gewebe ermittelten Tumordicken.

Steht die Diagnose des malignen Melanoms, sind weitere diagnostische Schritte zur Bestimmung der Ausdehnung des malignen Melanoms im Körper und zur Festlegung des Tumorstadiums notwendig:

- eingehende körperliche Untersuchung, insbesondere Tasten der Lymphknoten und Betrachtung der angrenzenden Schleimhäute
- Röntgenverfahren ggf. Computertomographie und/oder Kernspintomographie
- Ultraschall von inneren Organen und Lymphknoten
- Darstellung der zugehörigen Lymphwege mit Sichtbarmachen des Schildwächterlymphknotens (Lymphabflussszintigramm)
- Tumormarker im Blut (S100)

Zur exakten Einordnung (Klassifikation) der Ausgangsgeschwulst ist die mikroskopisch am herausgeschnittenen Gewebe vorgenommene Bestimmung der Tiefenausdehnung unabdingbar. Dabei sind die Tumordicke (nach Breslow) und die Eindringtiefe (nach Clark) anzugeben.

Was ist die Auflichtmikroskopie?

Die Auflichtmikroskopie ist ein Verfahren zur Betrachtung der oberen Hautanteile. Sichtbar sind die Oberhaut, die Verbindungszone von Ober- und Lederhaut und die obere Lederhaut durch ein Mikroskop, das direkt mit einer Glasplatte auf die ölgetränkte Hornschicht aufgesetzt wird. Das Verfahren wurde 1950 erstmals durch F. Ehring eingeführt. So können pigmentierte Hautveränderungen in Hinsicht auf die Lokalisation, geometrische Form, Oberflächenbeschaffenheit und Farbe sehr viel besser beurteilt werden als mit dem bloßen Auge. Die Auflichtmikroskopie erlaubt die Unterscheidung mclanozytärer (von pigmentbildenden Zellen = Melanozyten ausgehenden) von nicht-melanozytären Pigmenttumoren und die Erkennung früher maligner Melanome. Bei Patienten mit vielen ungewöhnlich aussehenden Pigmentmalen kann anhand einer Risikostratifizierung eine Vorauswahl operativ zu entfernender Pigmentmale getroffen werden. Zusätzlich sind unbedingt Informationen zu Krankengeschichte, Zahl der Geschwülste und Patientenmitarbeit erforderlich. Gerade in der Melanomdiagnostik können so Aufschlüsse über das Tumorwachstum gewonnen werden.

Was besagt der sog. Breslow-Index?

Der Breslow-Index gibt die absolute maximale Dicke des Melanoms an. Es wird dabei die Distanz vom Stratum granulosum (mittlere Schicht der Oberhaut, → s. Kapitel 1) bis zum unteren Rand der Geschwulst in Millimetern gemessen. Die Melanomdicke nach Breslow ist unabhängig von den örtlichen Schwankungen der Hautdicke (z. B. Hautdicke am Rücken mehr als im Gesicht). Damit wird sie zu einem verlässlichen Faktor für die Einschätzung des Risikos einer Absiedelung bösartiger Zellen und der Gesamtprognose.

[!] Merke!
Der Breslow-Index ist der wichtigste Parameter zur Einschätzung der Prognose beim malignen Melanom.

Was ist der Clark-Level?

Der Clark-Level beschreibt die Eindringtiefe der Tumorzellen in die Haut in Abhängigkeit von den Hautschichten (→ s. Kapitel 1).

Tabelle 6.3: Eindringtiefe nach Clark

I	Tumorzellen nur in der Oberhaut, unterste Schicht der Oberhaut (Basalmembran) intakt
II	Basalmembran durchbrochen, Tumorzellen reichen bis in die oberste Schicht der Lederhaut (Stratum papillare)
III	Tumorzellen füllen die oberste Schicht der Lederhaut (Stratum papillare) aus
IV	Tumorzellen zwischen den Fasern in der unteren Lederhautschicht (Stratum retikulare)
V	Tumorzellen bis in die Unterhaut

Nach welchen Kriterien klassifiziert der Dermatohistologe das maligne Melanom?

Grundsätzlich gelten nach Ackerman bzw. variiert nach Garbe folgende histologische Kriterien zur Melanomdiagnose:

- Asymmetrie (Hälften des Melanoms sind nicht spiegelgleich)
- verändertes Aussehen der pigmentbildenden Zellen (atypische Melanozyten)
- untergegangene (nekrotische) pigmentbildende Zellen (Melanozyten)
- vermehrtes Vorkommen von Zellteilungsfiguren (Mitosen) in den pigmentbildenden Zellen im gesamten Gewebe der Geschwulst, insbesondere auch am Unterrand der Geschwulst (Hinweis auf Zellwachstum)
- verdrängendes Wachstum, ortständige Strukturen (Adnexstrukturen) werden zerstört
- unscharfe Begrenzung der am Rand in der Oberhaut liegenden melanozytären Bestandteile

- Einzelformationen von pigmentbildenden Zellen überwiegen fokal im Vergleich zu Melanozytennestern
- in der Oberhaut liegende Melanozytennester zeigen unregelmäßige Abstände voneinander
- Melanozytennester in Ober- und Lederhaut wechseln in Form und Größe, zeigen Neigung zum Zusammenfließen (Konfluenzneigung)
- Melanozyten – einzeln und in Nestern – werden in allen Schichten der Oberhaut beobachtet
- Melanozytenausbreitung entlang der Anhangsstrukturen der Oberhaut (z. B. Haarfollikel)
- fehlende Reifung der Tumorzellen in der tiefen Lederhaut

Gibt es spezielle Techniken, die dem Histologen/Pathologen helfen, Melanomzellen von gesunden pigmentbildenden Zellen zu unterscheiden?

Mit Hilfe spezieller Marker lassen sich Eiweiße auf der Oberfläche von Zellen sichtbar machen, die spezifisch für diese Zellen sind. So bildet das maligne Melanom v. a. MART1, S100 und HMB45. Diese Oberflächenstrukturen finden sich nicht auf gesunden pigmentbildenden Zellen. Mit Hilfe dieser Oberflächenmarker ist es möglich, sogar einzelne Melanomzellen in einer Gruppe von verschiedenen Zellen sichtbar zu machen. Das ist von entscheidender Bedeutung z. B. bei der feingeweblichen Beurteilung des Wächterlymphknotens (→ s. unten).

Ist beim Melanom auch eine feingewebliche Untersuchung während der Operation möglich?

Die sog. »intraoperative Schnellschnittdiagnostik« ist beim malignen Melanom nicht sinnvoll, da im dabei verwendeten Gefrierschnitt verschiedene melanozytäre Naevi (harmlose gutartige Pigmentmale) nicht mit ausreichender Sicherheit vom bösartigen malignen Melanom zu unterscheiden sind. Für die exakte feingewebliche Diagnosestellung des malignen Melanoms ist eine sorgfältige (und leider auch zeitaufwändige) feingewebliche Aufarbeitung mit speziellen Markierungsverfahren unumgänglich.

[!] Merke!
Die intraoperative Schnellschnittdiagnostik erlaubt beim malignen Melanom keine sichere Diagnosestellung. Immunhistochemische Färbemethoden sind notwendig.

Gibt es Körperbereiche, in denen das maligne Melanom besonders häufig auftritt?

Bei Frauen sind v.a. das Gesicht und die Beine und Füße betroffen. Männer entwickeln häufig am oberen Rumpf ein malignes Melanom.

Gibt es das maligne Melanom nur an der äußeren Haut?

Das maligne Melanom kann an der gesamten Hautoberfläche auftreten. Betroffen sein können dabei, wenn auch sehr selten, die Bindehäute des Auges und das Auge selbst. Außerdem ist ein Auftreten an den Schleimhäuten (z.B. Mundschleimhaut, Nasen- und Rachenschleimhaut, Genitalschleimhaut) und an den Hirnhäuten möglich. Deshalb kommt neben den Hautärzten auch Zahnärzten, Frauenärzten, Magen-Darm-Spezialisten, HNO-Ärzten und Augenärzten eine hohe Verantwortung in der Diagnostik des malignen Melanoms zu. Je aufmerksamer und erfahrener der entsprechende Untersucher ist, desto eher kann die Diagnose gestellt und eine entsprechende Therapie eingeleitet werden.
Ein malignes Melanom kann als neu auftretender unregelmäßig begrenzter Fleck entstehen, der zunächst allmählich, nach Monaten oder Jahren dann plötzlich zu einem Geschwulstknoten auswächst. Andere maligne Melanome entstehen in einem der vielen »Muttermale« der Hautoberfläche. In diesem Falle verändert sich ein zuvor rundes, gleichmäßig aussehendes »Muttermal«. Juckreiz, Schwarzverfärbung und Schuppung sind frühe Zeichen der Bösartigkeit. Im fortgeschrittenen Stadium findet sich ein halbkugeliger tief schwarzer oder schwarzroter Knoten, der sich über das Schleimhautniveau vorwölbt. Es wurden Durchmesser bis zu 2 cm beschrieben. Die Oberfläche der Geschwulst ist in diesem Stadium meist beschädigt, so dass Blutungen auftreten können.

Sind die Tumore an den Schleimhäuten genauso einzuschätzen wie an der äußeren Haut?

Im Prinzip gibt es bei den Schleimhautmelanomen keinen Unterschied zu den Melanomen der Haut. Ihre Therapie sollte genauso ausgerichtet sein wie die eines Hautmelanoms. Jedoch werden die Schleimhautmelanome aufgrund ihrer Lokalisation meist erst spät entdeckt, so dass ihre Prognose infolge des fortgeschrittenen Wachstums häufig schlechter ist als die der malignen Melanome der Haut.

Ich habe gehört, man unterscheidet verschiedene Melanomtypen. Stimmt das?

Aufgrund klinischer und feingeweblich-mikroskopischer (histologischer) Kriterien werden 5 Melanomtypen der Haut unterschieden.

Tabelle 6.4: Die Typen des malignen Melanoms mit ihren prozentualen Anteilen an der Gesamtmenge aller malignen Melanome und dem medianen Alter, in dem sie auftreten

Typ	Prozentualer Anteil	Mittleres Alter
Superfiziell spreitendes Melanom (SSM)	57,4 %	51 Jahre
Noduläres Melanom (NM)	21,4 %	56 Jahre
Lentigo-maligna Melanom (LMM)	8,8 %	68 Jahre
Akrolentiginöses Melanom (ALM)	4,0 %	63 Jahre
Nicht klassifizierbares Melanom (UCM)	3,5 %	54 Jahre

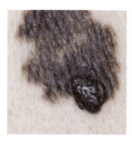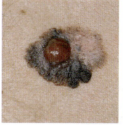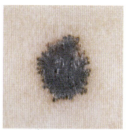

Abbildung 6.1: Verschiedene Formen des superfiziell spreitenden malignen Melanoms mit (von links nach rechts) unregelmäßiger Pigmentierung, Rückbildung (Regression) und Ausläufern (Pseudopodien)

© Springer-Verlag Berlin, Heidelberg (2005) P. Altmeyer, M. Bacharach-Buhles (2002) Springer Enzyklopädie Dermatologie, Allergologie, Umweltmedizin

Was kennzeichnet das superfiziell spreitende maligne Melanom (SSM)?

Das superfiziell spreitende maligne Melanom (SSM) ist die häufigste Form (ca. 60 % aller malignen Melanome). Es ist gekennzeichnet durch sein zunächst parallel zur Hautoberfläche verlaufendes (horizontales) Wachstum. Erst in fortgeschrittenen Phasen der Erkrankung geht es in ein in die Tiefe eindringendes (vertikales) Wachstum über.

Meist findet sich das SSM am Stamm. Die Prognose des SSM ist vergleichsweise günstig.

Was kennzeichnet das knotige maligne Melanom (NM)?

Die knotige Form des malignen Melanoms, das sog. noduläre maligne Melanom, entsteht entweder auf gesunder, bisher nicht pigmentmaltragender Haut (primär) oder auf einem pigmentierten Naevus (sekundär) als knotige Form des malignen Melanoms.

Die Prognose des nodulären malignen Melanoms ist vergleichsweise ungünstig wegen des frühzeitigen in die Tiefe reichenden Wachstums.

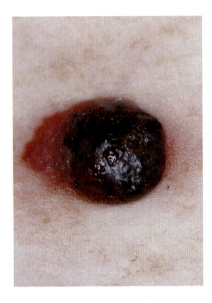

Abbildung 6.2:
Noduläres malignes Melanom

© Springer-Verlag Berlin, Heidelberg (2005)
P. Altmeyer, M. Bacharach-Buhles (2002)
Springer Enzyklopädie Dermatologie,
Allergologie, Umweltmedizin

Was kennzeichnet das Lentigo maligna Melanom (LMM)?

Das Lentigo maligna Melanom (LMM) entwickelt sich auf einer Lentigo maligna, einem sog. in-situ Melanom. Die Lentigo maligna ist eine bereits bösartige Geschwulst pigmentbildender Zellen, welche aber nicht in die Tiefe, sondern oberflächlich wächst. Die Lentigo maligna kann über Jahre bis Jahrzehnte unverändert bestehen, bevor sie in ein in die Tiefe reichendes Wachstum übergeht und damit zum Lentigo maligna Melanom wird. Es findet sich v.a. im Bereich des Gesichts, der Halsregion und an den Unterschenkeln älterer Patienten.

Aufmerksam werden sollte man, wenn innerhalb einer jahrelang bestehenden Lentigo maligna, also eines schwarz-braunen Flecks, plötzlich tiefschwarze, leicht verdickte plattenartige Verdichtungen des Gewebes oder schwarze Knötchen auftreten. Das Lentigo maligna Melanom führt meist erst sehr spät zu Absiedelungen, so dass die Gesamtprognose als günstig einzuschätzen ist.

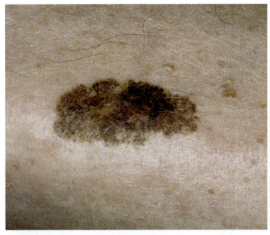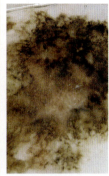

Abbildung 6.3: Lentigo maligna Melanom mit bloßem Auge und mit Hilfe des Auflichtmikroskops betrachtet

© Springer-Verlag Berlin, Heidelberg (2005) P. Altmeyer, M. Bacharach-Buhles (2002) Springer Enzyklopädie Dermatologie, Allergologie, Umweltmedizin

Was kennzeichnet das akrolentiginöse maligne Melanom (ALM)?

Das akrolentiginöse maligne Melanom (ca. 4 % aller Melanome) tritt v. a. an Handinnenflächen und Fußsohlen auf. Der Name »akrolentiginös« leitet sich vom Ort des Auftretens (Akren = die äußersten Enden von Fingern und Zehen) und der Form (lentiginös = linsenfleckartig) ab. Das ALM kann sich jedoch auch auf einem bereits bestehenden, zunächst gutartigen Pigmentfleck an den Fingern/Zehen entwickeln. Hier wird es insbesondere beim Auftreten im Nagelbereich anfänglich oft mit Nagelpilz verwechselt. Im ungünstigen Fall dauert es dann oft sehr lange, bis es zur richtigen Diagnosestellung kommt.

Die prognostischen Hinweise der akrolentiginösen malignen Melanome auf das Vorliegen einer bösartigen Hautveränderung sind bei weitem nicht so eindeutig wie bei malignen Melanomen an anderen Stellen, da der Breslow-Index (feingeweblich mikroskopisch ermittelte Tiefenausdehnung des Melanoms) bei akral lokalisierten Melanomen häufig unge-

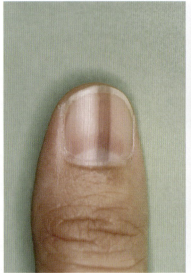 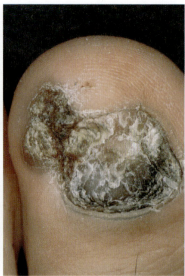

Abbildung 6.4: Beginnendes und fortgeschrittenes akrolentiginöses malignes Melanom (ALM) im Nagelbereich. Wichtiges Detail bei der Diagnosestellung ist die Nagelfalz. Im Gegensatz zum Nagelpilz findet sich hier beim malignen Melanom ebenfalls Pigment.

© Springer-Verlag Berlin, Heidelberg (2005) P. Altmeyer, M. Bacharach-Buhles (2002) Springer Enzyklopädie Dermatologie, Allergologie, Umweltmedizin

naue Werte vermittelt oder überhaupt nicht zu verwerten ist. Trotz oft nur geringer Melanomdicke kann es beim akrolentiginösen Melanom sehr früh zu Absiedelungen kommen.

[!] Merke!
Beim akrolentiginösen malignen Melanom ist der Breslow-Index nicht verwertbar!

Ist ein malignes Melanom immer dunkelbraun oder schwarz gefärbt?

Nicht jedes maligne Melanom enthält Pigment. Es gibt das sog. amelanotische (»unpigmentierte«) maligne Melanom, eine Melanomart, bei der das schwarze Pigment nur gering ausgebildet wird oder vollständig fehlt. Diese Geschwülste sind besonders heimtückisch, da ihnen das wesentliche Erkennungsmerkmal des schwarzen Hautkrebses – die schwarze Farbe – fehlt. Nur in seltenen Fällen findet man völlig pigmentfrei (melaninfreie) Geschwülste, meist sind nur einige Geschwulstanteile nicht pigmentiert. Der Melaninnachweis gelingt oft nur mit Spezialfärbungen. Mittels immunologischer Verfahren lassen sich jedoch auch beim amelanotischen malignen Melanom typische Melanommarker finden, die die Diagnosestellung erlauben. Die Prognose der amelanotischen malignen Melanome ist meist ungünstiger als bei pigmentierten Geschwülsten. Aufgrund des fehlenden/verringerten Pigmentgehaltes werden diese klinisch oft harmlos aussehenden Knötchen meist erst spät als bösartig erkannt.

Das maligne Melanom verursacht Tochtergeschwülste. Welche Organe sind dabei besonders betroffen?

Die Metastasierungsneigung des malignen Melanoms ist vom Wachstums-Typ der Geschwulst und von der Melanomdicke abhängig. Zum Beispiel erfolgt sie beim knotigen (nodulären) Typ meist frühzeitig über das Lymphsystem (lymphogen) in die umgebende Haut oder in die örtlich zugehörigen Lymphknoten. Oberflächliche (superfiziell spreitende) Melanome metastasieren meist erst spät.
Kommt es zur Ausbreitung von bösartigen Melanomzellen in andere Organe, sind nach den Lymphknoten v.a. Lunge, Leber, Herz, Gehirn, Haut oder Knochen betroffen. Dabei lässt sich jedoch im Gegensatz zu vielen anderen Krebsarten nicht vorhersagen, welches das erste betroffene Organsystem sein wird oder in welcher Reihenfolge in den Organsystemen Absiedelungen auftreten.

Gibt es neben den Organmetastasen auch andere Metastasenformen?

Das maligne Melanom kann neben Metastasen in andere Organsysteme (viszerale Metastasen) auch zu Tochtergeschwülsten in die Haut und ins Lymphsystem führen. Hautmetastasen findet man satellitenartig um die Ausgangsgeschwulst oder zwischen dieser und den zugeordneten (regionalen) Lymphknoten (= In-Transit-Metastasen). Es kommen sowohl pigmentierte als auch unpigmentierte Geschwülste vor. Lymphknotenmetastasen liegen als harte, nicht schmerzhafte, eventuell auch miteinander verklebte Knoten im Lymphabstromgebiet der Geschwulst.

Bei mir wurde eine Melanommetastase diagnostiziert. Ich kann mich aber nicht an ein auffälliges Pigmentmal erinnern. Ist das möglich?

In einigen Fällen wird das maligne Melanom erst durch das Auftreten von Metastasen diagnostiziert. Man spricht dann von einem malignen Melanom mit unbekanntem Primärtumor (Ausgangstumor). Meist hat es irgendwo an der Haut oder an den Schleimhäuten einen entarteten Pigmentfleck gegeben, der jedoch im Verlauf vom Immunsystem des Körpers abgebaut wurde. Einzelne Zellen wurden aber durch das Immunsystem »übersehen«. Aus diesen Zellen konnten dann im Laufe von Monaten oder Jahren die entdeckten Metastasen entstehen.

Welche Therapieoptionen kommen beim malignen Melanom in Frage?

Erste Therapie des malignen Melanoms sollte zunächst die operative Entfernung der bösartigen Geschwulst sein. Dabei unterscheiden sich die Vorgehensweisen entsprechend der Sicherheit der Diagnose:

Diagnose klinisch und feingeweblich **nicht** gesichert:
Bei Melanom-verdächtigen Hautveränderungen erfolgt zunächst eine Exzisionsbiopsie, d. h. ein vollständiges Herausschneiden der Geschwulst mit geringem Sicherheitsabstand. Nach feingeweblicher Beur-

teilung kann im Falle einer Melanomdiagnose innerhalb von maximal 4 Wochen das letztendliche Therapiemanagement nach den üblichen Richtlinien in Abhängigkeit von der Melanomdicke erfolgen. Probeentnahmen (Inzisionsbiopsien) werden bei malignen Melanomen üblicherweise nicht durchgeführt (es gibt allerdings keine gesicherten Nachweise über eine Verschleppung bösartiger Zellen durch Probeentnahmen aus der Geschwulst). Probeentnahmen sollten nur dann vorgenommen werden, wenn es sich um großflächige Pigmentflecken an kosmetisch ungünstigen Lokalisationen (z.B. im Gesicht) handelt.

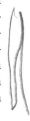

Diagnose klinisch und feingeweblich gesichert:
Steht die Diagnose des malignen Melanoms bereits sicher fest, muss die vollständige Entfernung der Geschwulst unter Einhaltung standardisierter Sicherheitsabstände erfolgen. Der Verschluss des durch das Herausschneiden entstehenden Hautdefekts kann entweder durch Zusammenziehen der Schnittränder oder mit Hilfe von Hautverschiebung oder Hautverpflanzung erfolgen.

Tabelle 6.5: Sicherheitsabstand beim malignen Melanom abhängig von der Tumordicke (Breslow-Index)

Tumordicke	Sicherheitsabstand
MM in situ (malignes Melanom bis zur untersten Oberhautschicht, ohne Eindringen in die Lederhaut)	komplette Entfernung im Gesunden (Schnittränder ohne Nachweis von Melanomzellen)
Tumordicke < 2 mm	Entfernung des Tumors mit einem umgebenden Sicherheitsabstand von 1 cm zu allen Seiten
Tumordicke ≥ 2 mm	Entfernung des Tumors mit einem umgebenden Sicherheitsabstand von 2 cm zu allen Seiten

Beim Nachweis von die Prognose verschlechternden Risikofaktoren in der feingeweblichen Untersuchung (z.B. Zerstörung der Oberflächenstruktur, Rückbildungstendenzen) wird ein sog. »Upgrading« empfohlen. Es sollte der nächsthöhere Sicherheitsabstand gewählt werden. Zur Tiefe wird bei besonders gefährlichen (sog. »high risk«) Melanomen das umgebende Gewebe bis zur Grenzschicht der Muskulatur entfernt. Bei schwierigen anatomischen Lokalisationen (Gesicht, Handflächen, Fußsohlen) lassen sich die geforderten Sicherheitsabstände nicht immer einhalten; hier muss ein Kompromiss gefunden werden, zwischen dem, was nötig ist, um eine ausreichende Sicherheit zu erreichen, und dem, was möglich ist, ohne entstellend zu operieren.

Eine Sonderstellung in der Therapie der malignen Melanome nimmt das operative Vorgehen beim Lentigo maligna Melanom (LMM) des Gesichts ein. Hier kann bei hohem Alter, Vorliegen verschiedenster Begleiterkrankungen oder bei problematischer Lokalisation (Augenlider, Nase, Wange) bei Geschwülsten mit Tumordicken von mehr als 1 mm der empfohlene Sicherheitsabstand aus kosmetischen bzw. allgemeinmedizinischen Gründen häufig nicht eingehalten werden. Das operative Maß wird sich auf vertretbare Sicherheitsabstände anpassen müssen.

Beim Auftreten an den Finger- oder Zehenspitzen können aus anatomischen Gründen die üblichen Sicherheitsabstände ebenfalls nicht eingehalten werden. Das operative Vorgehen wird man von Fall zu Fall entscheiden müssen. Insbesondere bei malignen Melanomen an den Händen sollte die operative Maßnahme durch einen Spezialisten erfolgen, damit alle erhaltenden und rekonstruktiven Therapiemöglichkeiten optional einsetzbar sind. Eine Amputation von Fingern oder Zehen ist bei Tumorbefall der Weichteile oder bei großen Flächenausdehnungen durchzuführen. Beim Lentigo maligna Melanom im Gesicht älterer, nicht operabler Patienten kommt auch eine Strahlentherapie des malignen Melanoms in Betracht.

Bei vielen Tumoren werden auch Lymphknoten entfernt. Kommt das beim malignen Melanom auch vor?

Auch in der Therapie des malignen Melanoms werden Lymphknoten entfernt. Entsprechend den heute gültigen Empfehlungen der Deutschen Dermatologischen Gesellschaft wird ab einer Tumordicke von 1,0 mm die sog. Wächterlymphknoten-Entfernung (Sentinel-Lymphknoten-Biopsie) durchgeführt. Diese mittlerweile zum Standard gewordene Methode ersetzt die früher bei Hochrisikomelanomen an-

gewandte »elektive Lymphknotendissektion« (vollständige Entfernung aller Lymphknoten der Region) bei klinisch und entsprechend bildgebender Diagnostik (z. B. CT, Ultraschall), nicht befallen erscheinenden örtlichen Lymphknoten. Bis zu 30 % der malignen Melanome zeigen – abhängig von ihrer Dicke – trotz klinischer Unauffälligkeit des Lymphknotens in der feingeweblichen Aufarbeitung kleinste Tumorzellabsiedelungen, sog. Mikrometastasen im Wächterlymphknoten.
Wie oben erwähnt, wurde bis vor einigen Jahren die elektive Lymphknotendissektion (ELND) durchgeführt. Die ELND wird kontrovers diskutiert und ohne vorheriges exaktes Lymphknotenstaging (→ s. SNLD) heute zunehmend verlassen.

[!] Merke!
Ab einer Melanomdicke von 1,0 mm sollte die Entfernung des Wächterlymphknotens erfolgen.

Welche Schritte sind für die Durchführung der Sentinel-Lymphknoten-Biopsie notwendig?

Um den Wächterlymphknoten sichtbar zu machen und mit hoher Sicherheit richtig zu identifizieren, sind bestimmte Vorbereitungen notwendig:

- Lymphknotensonographie (5–10 MHz-Sonographie):
  Eine sichere Differentialdiagnose von krankhaften Lymphknotenschwellungen ist allein durch die Ultraschalluntersuchung (Sonographie) nicht möglich. Die Sonographie erlaubt lediglich eine grobe Abschätzung entsprechend der sichtbaren Begrenzung (glatt/unregelmäßig), dem Signalmuster (echoarm/echoreich), der Lymphknotengröße (normal klein/verdickt) und der sog. Binnenstruktur (regelrechte/verschobene Abgrenzung der beiden Lymphknotenschichten untereinander).

- Peritumorale interstitielle Lymphabflussszintigraphie (PIL):
  Dieses seit vielen Jahren standardisierte Verfahren ist geeignet, die regionären Lymphknotengruppen zu erkennen. Dies ist insbesondere bei Lokalisation der Melanome am Stamm notwendig, da dort der zugehörige Lymphabfluss nicht voraussagbar ist und der Lymphabfluss

dieser Melanome in zwei (bidirektional) oder mehrere (multidirektional) Lymphknotenstationen erfolgen kann. Verfahrenstechnisch kann die PIL zusammen mit der »Sentinel Lymph Node Dissection« (SLND) durchgeführt werden. Das Auffinden des Wächterlymphknotens (Sentinel-Lymphknotens) erfolgt dabei zum einen über die Anfärbung mit Patentblau, zum anderen mit einem radioaktiven Zusatz.

- Sentinel Lymph Node Dissection (SNLD):
Die Darstellung des Wächter-Lymphknotens (»sentinel node«) mittels szintigraphischer (radioaktive Markierung) und vitalfärberischer (Anfärben mit Patentblau) Verfahren hat sich als verfeinertes Lymphknotenstaging in allen großen Melanomzentren durchgesetzt. Der mittels dieser Methode durch akustische Signale der Gammasonde (Aufspüren der Radioaktivität) und visueller Signale (Blaufärbung) auffindbare, erste der Hautregion des Melanoms zugehörige Lymphknoten wird in viele dünnste Scheiben geschnitten, feingeweblich aufgearbeitet

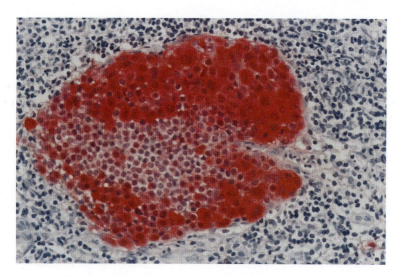

Abbildung 6.5: Feingewebliche Untersuchung eines Sentinel-Lymphknotens mit Hilfe des Markers anti-S-100. Die markierten Melanomzellen leuchten rot aus dem übrigen Gewebe heraus.

und mit verschiedenen speziellen Antikörpern gegen Oberflächeneiweiße der Melanomzellen (z. B. S-100, HMB 45, MART-1) gefärbt. Diese Marker erlauben im Gegensatz zu den herkömmlichen feingeweblichen Aufarbeitungen den Nachweis von einzelnen Melanomzellen in einem Zellverband.

Welchen therapeutischen Sinn hat die Sentinel-Lymphknoten-Biopsie?

Die Wächterlymphknoten-Biopsie hat keinen unmittelbaren therapeutischen Effekt, sondern dient in erster Linie zur besseren Einschätzung des Risikos einer Absiedelung (Metastasierungsfähigkeit) des malignen Melanoms sowie zur weiteren Einschätzung der Prognose und sollte entsprechend den Leitlinien der Deutschen Dermatologischen Gesellschaft für alle Melanome ab einer Tumordicke von 1 mm durchgeführt werden.

Kann die Entfernung des Wächterlymphknotens auch nach der Exzision des malignen Melanoms erfolgen oder sollte sie zeitgleich geschehen?

Die Entfernung des Wächterlymphknotens kann bei klinisch eindeutigem Befund (z. B. sehr dickes malignes Melanom) gleichzeitig mit der ersten Entfernung des malignen Melanoms erfolgen. Meist fällt sie jedoch mit der Nachoperation zusammen. Das bedeutet, die Hautgeschwulst wird zunächst unter der Verdachtsdiagnose eines malignen Melanoms mit kleinem Sicherheitsabstand herausgeschnitten. Nach Bestätigung der klinischen Diagnose durch den Histopathologen erfolgt das Nachschneiden mit einem Sicherheitsabstand entsprechend der Tumordicke in gleicher Sitzung mit der Wächterlymphknotenbiopsie. Zwischen der ersten Entfernung des malignen Melanoms und der Wächterlymphknotenbiopsie sollten nicht mehr als 3 Monate liegen. Außerdem sollte das ursprüngliche Geschwulstgebiet weitgehend unverändert sein, d. h. es sollten vor der Wächterlymphknotenbiopsie keine größeren Hautverschiebungen oder Hautverpflanzungen vorgenommen worden sein, da solche den Lymphabfluss verändern würden und keine eindeutige Bestimmung des der Melanomregion zugehörigen Wächterlymphknotens mehr erlauben.

Wie häufig kommen im Wächterlymphknoten Metastasen vor?

In etwa einem Drittel der Fälle finden sich – abhängig von der Tumordicke – Absiedelungen des malignen Melanoms im Wächterlymphknoten. Dabei kommen sowohl Absiedelungen von einzelnen Zellen (Mikrometastasen) als auch größere Absiedelungen (Makrometastasen) vor, die bei anderen diagnostischen Verfahren (z.B. Tastbefund, Ultraschall, CT) einen unauffälligen Lymphknoten zeigen.

Was passiert, wenn das Ergebnis der Sentinel-Lymphknoten-Biopsie kommt?

Die derzeit zur Verfügung stehende einfache und mit speziellen Markern unterstützte feingewebliche Aufarbeitung des Wächterlymphknotens erlaubt den Nachweis von Melanomabsiedelungen im Lymphknoten bis hin zum Nachweis einer einzelnen Melanomzelle. Finden sich im Lymphknoten Mikro- oder Makrometastasen, sollte sich eine therapeutische Lymphknotendissektion anschließen, d.h. eine Ausräumung weiterer Lymphknoten in der entsprechenden Region durchgeführt werden. Bisher gibt es jedoch noch keine eindeutigen Studien, die einen wesentlichen Überlebensvorteil bei Patienten mit einer solchen Lymphknotenausräumung gegenüber solchen ohne Lymphknotenausräumung nachweisen konnten.

Gibt es auch für das maligne Melanom einen Tumormarker?

Der Tumormarker für das maligne Melanom ist das sog. S-100 Eiweiß. Wie jeder Tumormarker dient auch das S-100 in erster Linie zur Verlaufskontrolle und ist nur im Gesamtbild zu beobachten. Ein Einzelwert hat wenig Aussagekraft. Ein Anstieg des S-100 im Verlauf sollte immer Anlass sein für eine genaue klinische und ggf. auch bildgebende Überprüfung der Tumorsituation. In einigen Fällen kann es durch einen S-100-Anstieg jedoch auch »falschen Alarm« geben. Das Eiweiß kann auch im Rahmen von Infekten (z.B. Erkältung, Grippe, Magen-Darm-Infekt) ansteigen.

[**!**] Merke!
Der Tumormarker des malignen Melanoms ist das S-100 Protein.

Wie sollte die weitere Behandlung nach der Diagnosestellung und Erstbehandlung aussehen?

Ist das maligne Melanom fürs Erste erfolgreich therapiert, sollte der Patient an ein engmaschiges Nachsorgesystem, im Idealfall durch einen erfahrenen Hautarzt, angebunden werden. Derzeit ist ein Nachbeobachtungszeitraum von 10 Jahren üblich; empfehlenswert ist eine lebenslange Kontrolle. In den ersten 3 Jahren sollten vierteljährliche Untersuchungsintervalle, danach halbjährliche Kontrollen eingehalten werden. Immer sollte die Exzisionsstelle (Stelle, an der das Melanom war) genauestens angeschaut und abgetastet werden, eine körperliche Untersuchung insgesamt und die Kontrolle von Laborwerten (z.B. S-100) erfolgen sowie die Lymphknotenstationen abgetastet werden, um frühestmöglich Zweitmelanome, ein Wiederauftreten (Rezidive) oder Lymphknotenveränderungen zu bemerken. Hilfreich kann dabei die videomikroskopische Kontrolle vorhandener Pigmentmale sein, die anhand gespeicherter Bilder einen exakten Vergleich vorhandener Pigmentflecken von einem zum anderen Besuch erlaubt. Darüber hinaus kommen bildgebende Verfahren (Röntgen, Ultraschall, Computertomographie, Skelettszintigraphie und laborchemische Untersuchungen) in Abhängigkeit vom Tumorstadium und von der Absiedelungsgefahr zum Einsatz.

Was bedeutet das Tumorstadium? Wie wird es ermittelt?

Das Tumorstadium setzt sich zusammen aus einer Klassifikation der Ursprungsgeschwulst, dem Status der Lymphknoten sowie dem eventuellen Vorhandensein eines Organbefalls. Das sich daraus berechnende Stadium folgt einer weltweit einheitlichen Klassifikation nach der AJCC 2002 (American Joint Comittee on Cancer).

Tabelle 6.6: Tumorstadium des malignen Melanoms und klinisches
Stadium nach AJCC 2002

T	Tumordicke	Ulzerationsstatus
T1a	Tumordicke < 1,0 mm	ohne Ulzeration und Clark II/III
T1b	Tumordicke < 1,0 mm	mit Ulzeration oder Clark IV/V
T2a	Tumordicke 1,01–2,0 mm	ohne Ulzeration
T2b	Tumordicke 1,01–2,0 mm	mit Ulzeration
T3a	Tumordicke 2,01–4,0 mm	ohne Ulzeration
T3b	Tumordicke 2,01–4,0 mm	mit Ulzeration
T4a	Tumordicke > 4,0 mm	ohne Ulzeration
T4b	Tumordicke > 4,0 mm	mit Ulzeration
N	**Anzahl metastasierter Lymphknoten**	**Masse der Lymphknotenmetastasen**
N1a	1 Knoten	Mikrometastase(n)*
N1b	1 Knoten	Makrometastase(n)**
N2a	2–3 Knoten	Mikrometastase(n)*
N2b	2–3 Knoten	Makrometastase(n)**
N2c	2–3 Knoten	In-Transit-Metastase(n)/Satelliten-Metastase(n) ohne metastasierte Knoten
N3	4 oder mehrere Knoten oder zusammengewachsene Knoten	oder In-Transit-Metastase(n)/ Satelliten-Metastase(n) mit metastasierten Knoten
M	**Lokalisation Fernmetastasen**	**Serum LDH**
M1a	entfernte Hautlokalisation, subkutan oder knotige Metastase(n)	normal
M1b	Lungenmetastasen	normal
M1c	alle anderen viszeralen Metastasen	normal
	jede Fernmetastase	erhöht

* Mikrometastase(n) diagnostiziert nach Schildwächter- oder elektiver Lymphadenektomie
** Makrometastase(n) definiert als klinisch festgestellte Lymphknoten-Metastasen durch therapeutische Lymphadenektomie bestätigt oder Lymphknoten-Metastasen mit großer extrakapsulärer Ausdehnung

	Klinisches Staging*					Pathologisches Staging**		
Stadium	T	Ulzeration	T (mm)	N	M	T	N	M
0	Tis		–	N0	M0	Tis	N0	M0
IA	T1a	Ø und Clark II/III	< 1,0	N0	M0	T1a	N0	M0
IB	T1b	+ oder Clark IV/V	< 1,0	N0	M0	T1b	N0	M0
	T2a	Ø	1,01–2,0	N0	M0	T2a	N0	M0
IIA	T2b	+	1,01–2,0	N0	M0	T2b	N0	M0
	T3a	Ø	2,01–4,0	N0	M0	T3a	N0	M0
IIB	T3b	+	2,01–4,0	N0	M0	T3b	N0	M0
	T4a	Ø	> 4,0	N0	M0	T4a	N0	M0
IIC	T4b	+	> 4,0	N0	M0	T4b	N0	M0
III***	jedes T			N1–N3	M0			
IIIA						T1–4a	N1a	M0
						T1–4a	N2a	M0
IIIB						T1–4a	N1b	M0
						T1–4a	N2b	M0
						T1–4b	N1a	M0
						T1–4b	N2a	M0
						T1–4a/b	N2c	M0
IIIC						T1–4b	N1b	M0
						T1–4b	N2b	M0
						jed. T	N3	M0
IV	jedes T			jed. N	M1a-c	jed. T	jed. N	M 1a-c

* Das klinische Staging schließt das histopathologische Staging des primären Melanoms und die klinisch/radiologische Metastasen-Diagnostik ein. Gemäß der Konvention soll das klinische Staging nach kompletter Exzision des primären Melanoms zusammen mit erfolgter klinisch-apparativer Suche nach regionären Lymphknoten- und Fernmetastasen zur Anwendung kommen.

** Das pathologische Staging schließt das histopathologische Staging des primären Melanoms und den pathologischen Befund über die regionären Lymphknoten nach partieller oder kompletter Lymphadenektomie ein. Patienten mit pathologischem Stadium 0 oder 1A stellen eine Ausnahme dar. Sie benötigen keine histopathologische Untersuchung ihrer regionären Lymphknoten.

*** Für das klinische Staging gibt es keine Subgruppen für das Stadium III.

Kommt beim malignen Melanom auch eine Strahlentherapie in Frage?

Maligne Melanome galten noch vor Jahren als wenig strahlenempfindlich. Das bedeutet, dass die Einsatzmöglichkeiten der Strahlentherapie beim malignen Melanom sehr begrenzt sind. Die Strahlentherapie ist daher nicht erste Wahl beim malignen Melanom, sondern kommt eigentlich erst im fortgeschrittenen Stadium v. a. bei Metastasen zum Einsatz, die operativ nicht oder nur mit größtem Risiko anzugehen sind. Verbesserte Erfolge wurden jedoch in jüngerer Zeit bei der Bestrahlung durch höher fraktionierte Einzeldosen erzielt.

Eine Bestrahlungstherapie des malignen Melanoms ohne operative Entfernung der Geschwulst ist nur dann zu empfehlen, wenn eine Operation aus verschiedenen Gründen (Alter des Patienten, schlechter Allgemeinzustand, inoperable Größe des malignen Melanoms) nicht durchführbar ist. Palliativer (d. h. lindernder, jedoch nicht heilender) Einsatz der Strahlentherapie ist angezeigt bei für die Bestrahlung günstig gelegenen Hirn- und Knochenabsiedelungen (Schmerzen, drohende Osteolyse, Frakturgefahr). Die Bestrahlungstherapie kann auch hilfreich sein bei Weichteil- und Lymphknotenabsiedelungen.

Welche internen Therapien sind möglich?

Die interne Therapie richtet sich nach der im Körper vorhandenen Melanommenge. Ist das maligne Melanom ggf. zusammen mit seinen Absiedelungen zunächst vollständig entfernt, gilt der Patient als tumorfrei. Abhängig von der Tumordicke kommen dann sog. »adjuvante Therapien« zum Einsatz. Hier sind besonders Interferon- und Immuntherapien zu nennen:

Interferone und Kombinationen

Interferone werden seit mehr als 2 Jahrzehnten in der systemischen Therapie des fortgeschrittenen malignen Melanoms eingesetzt. Für natürliches β-Interferon konnten in einzelnen Studien positive Effekte nachgewiesen werden. Dieser Ansatz wird heute jedoch nicht weiter verfolgt. Hingegen konnten in mehreren internationalen Studien mit sehr großen Patientenzahlen mittels sog. rekombinantem β-Interferon bedeutsame antitumorale Effekte nachgewiesen werden. Diese Therapie ist für das klinische Stadium II und IIIb (s.u. → Melanomstadien) zugelassen.

- Malignes Melanom (Stadium II, (Melanomdicke > 1,5 mm): Im Stadium II liegen 2 große internationale Studien mit Interferon-α-2a vor. Die erste konnte einen Überlebensvorteil bei Patienten mit Tumoren > 1,5 mm zeigen (Dosierung: dreimal 3 Millionen (Mio.) IE s.c. pro Woche über 18 Monate). Die zweite bestätigte dieses Ergebnis mit einem gering abgewandelten Protokoll (Dosierung: 3 Mio. IE s.c. täglich über 3 Wochen, anschließend dreimal 3 Mio. IE s.c. pro Woche über 12 Monate). Diese Therapie ist für das klinische Stadium II zugelassen. Weitere adjuvante Therapieprotokolle mit β-Interferonen sind derzeit in klinischer Prüfung.

- Malignes Melanom (Stadium IIb, IIIb, pT4 (Melanomdicke > 4,0 mm) oder Befall von Lymphknoten: Nach den vielen erfolglosen adjuvanten Therapieansätzen der vergangenen Jahrzehnte liegen nun einige Ergebnisse adjuvanter Studien mit Interferon α vor. Mit einer sehr hohen Dosierung von α-IFN (20 Mio. IE/m²KO/Tag, Hochdosistherapie) gelang es erstmals bei Patienten nach dem Herausschneiden eines Melanoms mit mehr als 4 mm Dicke und/oder nach Entfernung regionaler Lymphknotenmetastasen signifikant sowohl eine Verlängerung der erkrankungsfreien Zeit als auch des Gesamtüberlebens zu erzielen. Diese Therapie ist zugelassen, gehört aber in die Hand eines erfahrenen dermatologischen Onkologen.

Sind noch nachweisbare Geschwulstzellen im Körper vorhanden, kommen Immun- und Chemotherapien mit Einzelsubstanzen oder in Kombination zum Einsatz:

Interleukin 2

Die Hochdosis Interleukin 2-Therapie (i.v. als Stoßtherapie) wurde 1998 zugelassen. In einer Studie sprachen 16 % der behandelten Patienten auf die Therapie an, 6 % zeigten eine komplette Rückbildung der Geschwulst.

Chemo(Immun-)therapie beim metastasierenden Melanom

Eingesetzt werden insbesondere folgende chemotherapeutische Stoffe (Zellgifte = Zytostatika): Dacarbazin, Nitrosurea-Derivate (Fotemustin), Vinca-Alkaloide (Vinblastin, Vincristin) und Cisplatin.

Als Standardtherapeutikum gilt nach wie vor Dacarbazin (Deltimedac) mit einer Ansprechrate von ca. 20–25 %. Dacarbazin hat jedoch den Nachteil, dass es nicht vom Blut ins Hirnwasser (Liquor) übertreten kann und damit keinen Einfluss auf Absiedelungen im zentralen Nervensystem hat. Absiedelungen in der Haut, Unterhaut sowie Lungenmetastasen sprechen besser an als Metastasen in anderen Organen. Komplette Tumorrückbildungen (Remissionen) werden nur in 5–7 % der Fälle erreicht werden, die mittlere Dauer des Ansprechens liegt bei 5–7 Monaten.

Ein Ansprechen von Hirnabsiedelungen wurde unter Fotemustin (Muphoran) beobachtet. Kombinationen aus verschiedenen Chemotherapeutika (Polychemotherapien) zeigten teilweise größere Ansprechraten als die Therapie allein mit Dacarbazin. Kein Therapiekonzept konnte jedoch einen eindeutigen Vorteil nachweisen. Angesichts der geringen Therapieerfolge muss jedoch die Lebensqualität der Patienten unter der Therapie besonders berücksichtigt werden.

Derzeit sollten Patienten mit Absiedelungen eines malignen Melanoms nur im Rahmen gut kontrollierter Studien behandelt werden. Alternativ zu den verschiedenen Studienprotokollen kommen nach der derzeitigen Datenlage nur gut verträgliche Einzeltherapien (z. B. Darcabazin) ggf. in Kombination mit α-Interferon in Frage.

Warum gibt es so wenige gut dokumentierte Behandlungen bei einem fortgeschrittenen malignen Melanom?

Gegenstand zahlreicher Studienprotokolle ist derzeit die Kombination von Chemotherapeutika mit Zellbotenstoffen (Zytokinen), hier insbesondere Interferon α und Interleukin 2. Vor allem Interleukin 2 (Il-2) gilt neuerdings die vermehrte Aufmerksamkeit. Pilotstudien berichten von guten Ergebnissen (Ansprechraten von 40–60 %) in der Kombination von Il-2 mit Cisplatin, Vinblastin und Dacarbazin. Bei Patienten mit gutem Ansprechen (Respondern) wurde über eine Verlängerung des Gesamtüberlebens berichtet. Die Gabe von Tamoxifen (Antiöstrogen) zusätzlich zu einer Polychemotherapie führte in letzten Studien insbesondere bei Frauen zu einer Erhöhung der Rückbildungsraten.

Zahlreiche neue Therapieansätze werden derzeit untersucht: aktive Immuntherapie mit Tumorimpfstoffen (Tumorvakzinen), adaptive Immuntherapie mit LAK-Zellen und tumorinfiltrierenden Lymphozyten, Gentherapie und andere. Die große Auswahl unterschiedlicher Therapeutika lässt vermuten, dass bislang keines der derzeitigen Behandlungsschemata bei der Mehrzahl der Patienten überzeugende Wirkungen zeigt.

Ich erfahre immer wieder von verschiedenen Studien, bin jedoch verunsichert, ob ich daran teilnehmen soll. Ich möchte doch kein Versuchskaninchen sein.

Klinische Studien an Patienten dienen weniger dazu, das Medikament als solches zu testen, sondern vielmehr die Erfolge und Nebenwirkungen der Behandlung an einer möglichst großen Anzahl von Patienten engmaschig zu kontrollieren und gut zu dokumentieren. Nur so kann es gelingen, aus den zur Verfügung stehenden Medikamenten das bestwirksamste auszuwählen. Die einzelnen Kliniken und Praxen verfügen oft allein nicht über ausreichend große Patientenzahlen, so dass man darauf angewiesen ist, unter der Leitung eines sog. Studienzentrums die Daten von mehreren Kliniken zusammenzufassen.

Ich habe vom Interferon gehört. Welche Rolle spielt es in der Therapie des malignen Melanoms?

Interferone gehören zu den sog. Zytokinen (Zellhormonen), Botenstoffe des Körpers, die im Rahmen von Entzündungsreaktionen freigesetzt werden. Beinahe alle Zellen können, angeregt durch verschiedene Auslöser, Zytokine bilden. Zellen des blutbildenden Systems wie Lymphozyten, Monozyten und Makrophagen sind die wichtigsten Zytokinbildner. Grundsätzlich sind aber auch alle anderen Zellen wie die Fibroblasten (bindegewebeproduzierende Zellen), glatte Muskelzellen oder epitheliale Zellen (Hautzellen) in der Lage, Zytokine zu produzieren.

Zytokine entfalten ihre Wirkung auf verschiedenen Wegen. Zum einen
können sie mit Hilfe von Rezeptoren Kontakt zur Zielzelle aufnehmen
(endokrine Wirkung), zum anderen beeinflussen sie Zellen in ihrer unmittelbaren Umgebung (parakrine Wirkung) oder sich gegenseitig (auto-
krine Wirkung). Zunächst entdeckte man, dass Interferone an der Beseitigung von Viren beteiligt sind. Sie werden von virusbefallenen Zellen
freigesetzt, binden über Rezeptoren an virusbefallene und nicht befalle-
ne Zellen und setzten so verschiedene Reaktionen zur Virusbeseitigung
in Gang, ohne selbst in die Zellen einzudringen. Damit schützen sie
weitere Zellen vor einer Infektion mit dem Virus.

Mittlerweile weiß man aber auch, dass Interferone bei vielen anderen
Abwehrmechanismen eine Rolle als Boten- und Signalstoffe spielen. So
können sie bestimmte Abwehrzellen des Immunsystems wie z. B. Makrophagen, natürliche Killerzellen und zellzerstörende T-Lymphozyten
aktivieren. Außerdem hemmen sie das Wachstum und die Teilung von
gesunden und bösartig veränderten Zellen.

Darüber hinaus verstärken sie das Auftreten von Markern an der Zelloberfläche, die dem Immunsystem anzeigen können, dass die Zelle von
einem Virus befallen wurde oder bösartig verändert ist.

[!] **Merke!**

Bei malignen Melanomen über 1,5 mm Tumordicke und/oder Lymphknotenabsiedelungen ist nach dem Herausschneiden der Geschwulst (adjuvante Situation) eine Interferontherapie die Therapie der Wahl.

Wie lange dauert die Behandlung mit dem Interferon beim malignen Melanom?

Beim malignen Melanom wendet man IFN-alpha adjuvant als sog.
Hoch- oder Niedrigdosistherapie an. Die *Hochdosistherapie* verläuft über
insgesamt 12 Monate und ist in 2 verschiedene Abschnitte geteilt. Man
unterscheidet hier die sog. Einleitungsphase (4 Wochen) und die Erhaltungsphase (48 Wochen). In der Einleitungsphase erhält der Patient in
der Regel während eines stationären Aufenthaltes fünfmal/Woche 20
Mio. IE IFN-alpha pro Quadratmeter Körperoberfläche als Infusion in
die Vene. In der Erhaltungsphase spritzt der Patient selbst, nachdem
ihm das Vorgehen eingehend erklärt und mit ihm geübt wurde, 10 Mil-

lionen IE pro Quadratmeter Körperoberfläche dreimal/Woche unter die Haut.

Die *Niedrigdosistherapie* dauert 18 Monate. Über den gesamten Zeitraum spritzt der Patient, nach dem auch hier das Vorgehen mit ihm eingehend besprochen und geübt wurde, 3 Mio. IE IFN-alpha dreimal/Woche unter die Haut.

Wann kommt welche Form der Interferon-Therapie zur Anwendung?

Wann welche der beiden Therapien in Frage kommt, ist individuell zu klären. Grundsätzlich gilt:

Tabelle 6.7: Einsatz der Hoch- und Niedrigdosistherapie mit Interferon beim malignen Melanom

Hochdosistherapie	Niedrigdosistherapie
• Patienten mit einem malignen Melanom > 4 mm Dicke und/oder • Patienten mit einem Befall örtlicher Lymphknoten nach Herstellung klinischer Tumorfreiheit	• Patienten mit einem malignen Melanom ≥ 1,5 mm Dicke und klinischer Tumorfreiheit

Wann dürfen Interferon-Präparate nicht eingesetzt werden?

Liegt eine der folgenden Störungen bei einem Patienten vor, sollte eine Interferontherapie nicht bzw. nur unter besonderer Abwägung der Vor- und Nachteile durchgeführt werden:

- Überempfindlichkeit/Allergien gegenüber dem wirksamen Bestandteil oder einem der Hilfsstoffe des Interferonpräparates
- vorbestehende schwere Herzerkrankungen (z.B. Herzmuskelschwäche, Herzkranzgefäßerkrankung, schwere Herzrhythmusstörungen)
- schwere Funktionsstörungen von Leber oder Niere (auch wenn sie durch Metastasen verursacht werden)

- Epilepsie und/oder andere Beeinträchtigungen des Zentralnervensystems
- schwere, schwächende Erkrankungen einschließlich Patienten mit chronischer Niereninsuffizienz und/oder einer Kreatinin-Clearance < 50 ml/min
- vorbestehende schwere psychische Begleiterkrankung oder aus der Vorgeschichte bekannte schwere psychische Störung
- chronische Hepatitis (Leberentzündung) mit (dekompensierter) Leberzirrhose
- chronische Hepatitis (Leberentzündung) bei Patienten mit gleichzeitig oder kurz zuvor beendeter immununterdrückender Behandlung
- autoimmune Hepatitis (Leberentzündung) oder andere autoimmune Erkrankungen in der Vorgeschichte
- medikamentös bedingte Immunschwächung nach Organverpflanzungen
- bereits bestehende Schilddrüsenerkrankungen, sofern sie sich nicht durch herkömmliche Therapiemaßnahmen beherrschen lassen
- Schwangerschaft und Stillzeit

Welche Kontrollen sind während einer Therapie mit Interferon-α notwendig?

In Abhängigkeit vom durchgeführten Schema (Hoch-/Niedrigdosistherapie) sind zusätzlich zur Tumornachsorge entsprechend dem Tumorpass in regelmäßigen Abständen Kontrollen notwendig.

Was ist während einer Therapie mit IFN-α zu beachten?

Neben den zahlreichen laborchemischen und aparativen Kontrollen sollten folgende Allgemeinmaßnahmen beachtet werden:

- ausreichende Flüssigkeitszufuhr (2–3 l/Tag)
- keine begleitende Medikation mit Kortikosteroiden (hemmen den Interferon-Effekt)
- möglichst kein Alkoholkonsum (erschwert die Beurteilung eines evtl. Anstiegs der Leberenzyme: Alkohol- oder Interferon-Effekt?)

Tabelle 6.8: Kontrolluntersuchungen vor und während einer Interferon-
Therapie (Blutwerte, EKG, Nierenfunktionswerte)

Vor Therapiebeginn	gr. BB, Harnstoff, Kreatinin, Elektrolyte, Albumin, GOT, GPT, AP, Pankreasenzyme, CPK, TSH, fT3, fT4, SD-Ak, Inselzell-Ak, ANA, anti-ds-DNA, RF EKG, ggf. Kreatinin-Clearance
In der Einleitungsphase	dreimal/Woche: gr. BB, Harnstoff, Kreatinin, Elektrolyte, Albumin, GOT, GPT, AP, CPK, TSH, fT3, fT4, Pankreasenzyme einmal/Woche: EKG
In der Erhaltungsphase	einmal/Woche:gr. BB, Harnstoff, Kreatinin, Elektrolyte, Albumin, GOT, GPT, AP, CPK, TSH, fT3, fT4, EKG
Alle 3 Monate während der Einleitungs- und Erhaltungsphase	SD-Ak, Inselzell-Ak, ANA, anti-ds-DNA, RF

Welche Nebenwirkungen können unter einer Therapie mit Interferon-α auftreten?

Unter der Interferon-Therapie können in Abhängigkeit von der Einzeldosis, dem Verabreichungsschema, der Gesamtdosis und der Therapiedauer verschiedene unerwünschte Wirkungen auftreten. Dazu gehören vor allem:

- Fieber
- Thrombozytopenie
- Müdigkeit
- Muskelschmerzen
- Kopfschmerzen
- Gelenkschmerzen
- Depressionen, Reizbarkeit
- Schwäche
- Rückenschmerzen
- Anstieg der Leberenzyme
- Gewichtsverlust
- Appetitlosigkeit

Ich habe gehört, dass grippeähnliche Symptome am häufigsten sind. Was kann ich dagegen tun, wenn sie auftreten?

Symptome: Fieber (Beginn abhängig von der Dosis und Darreichungsform meist nach 0,5–6 Stunden nach Gabe), Kopfschmerzen, Glieder-/Muskelschmerzen:

- treten nach der 1. Gabe bei > 90% der Patienten auf
- nehmen in den folgenden 1–2 Wochen ab
- finden sich nach 4 Wochen nur noch bei < 10% der Patienten
- variieren in Häufigkeit und Stärke abhängig vom Therapieregime (bei dreimal/Woche ausgeprägter als bei täglicher Gabe)

Empfehlung:
- nichtsteroidale Antiphlogistika (z. B. ASS, Paracetamol)
- Metamizol-Tabletten/-Tropfen
- bei Therapieresistenz Dosisreduktion

Wie wirkt sich die Therapie mit Interferon-α auf begleitend bestehende Erkrankungen aus?

Unter einer Therapie mit IFN-α kann es zur Verschlechterung bzw. zum Neuauftreten von Erkrankungen kommen, bei denen Zellen des Immunsystems eine wichtige Rolle spielen. Dazu gehören u. a.:

- Psoriasis (Schuppenflechte)
- Lichen ruber planus/mucosae
- Vitiligo (Weißfleckenkrankheit)
- andere Autoimmunerkrankungen wie z. B. Lupus erythematodes, Schilddrüsenentzündungen, Pemphigus vulgaris/foliaceus, bullöses Pemphigoid, Gefäßentzündungen, rheumatoide Arthritis, autoimmune Hepatitis

Relativ häufig (bei ca. 10–15% der Patienten) treten unspezifische Auto-Antikörper unter einer IFN-α-Therapie auf. Die klinische Bedeutung ist dabei jedoch meist fraglich. Der behandelnde Arzt wird dies zu entscheiden haben.

Welchen Einfluss hat Interferon-α auf Schwangerschaft, Stillzeit und Fruchtbarkeit?

Entsprechend den Angaben der Hersteller stellen Schwangerschaft und Stillzeit absolute Kontraindikationen (Medikament darf nicht verabreicht werden) für eine Therapie mit IFN-α dar. In der Literatur ist bisher keine erhöhte Rate an Fehlgeburten oder spezifischen Fehlbildungen unter einer IFN-α-Therapie beschrieben worden.

Es gab sogar Einzelfallberichte, dass sich eine IFN-α-Therapie positiv auf die männliche Zeugungsfähigkeit ausgewirkt haben soll.

Dennoch ist während einer IFN-α-Therapie eine sicherere Verhütungsmethode für Männer und Frauen bei eigener Behandlung bzw. Behandlung des Partners zwingend erforderlich.

Welche Chemotherapien kommen beim malignen Melanom in Frage?

Es gibt verschiedene Mono- und Kombinationstherapien, die beim malignen Melanom zum Einsatz kommen können. Leider sind die Ansprechraten der aktuell geltenden Therapieprotokolle trotz intensivster Forschungsbemühungen noch nicht sehr gut. Dacarbazin gilt beim malignen Melanom noch immer als sog. Goldstandard, ist aber nur in 20–25 % der Fälle in der Lage, eine (teilweise oder vollständige) Rückbildung der bösartigen Geschwulst zu erreichen. In neueren Studien hat in den letzten Jahren eine mit dem Dacarbazin verwandte Substanz, das Temozolamid, von sich Reden gemacht. Es wird insbesondere bei Absiedelungen ins zentrale Nervensystem eingesetzt, da es aufgrund seiner biologischen Eigenschaften gut vom Blut in die Hirnflüssigkeit übertritt. Im Gegensatz zum Dacarbazin bietet es den Vorteil, dass es als orale Therapie (Tablette) zugeführt werden kann.

Tabelle 6.9: Chemotherapien mit Einzelstoffen und Kombinationen

		Ansprechrate *
Monochemotherapien		
Dacarbazin	250 mg/m^2 i.v. Tag 1–5, wiederholen alle 3–4 Wochen Alternativ: 850 mg/m^2 i.v. Tag 1, wiederholen alle 3–4 Wochen	20–25 %
Fotemustine	100 mg/m2 i.v., Tag 1, 8, 15 dann 5 Wochen Pause Fortsetzung alle 3 Wochen	ca. 20 %
Polychemotherapie		
BOLD	Bleomycin 15 mg i.v. Tag 1 + 4 CCNU 80 mg/m^2 p.o. Tag 1 Vincristin 1 mg/m^2 i.v., Tag 1 + 5 Dacarbazin 200 mg/m^2 i.v., Tag 1–5 wiederholen alle 4 Wochen	4–40 %
Immunochemotherapie **(Ergebnisse versch. Studienprotokolle bzw. laufende Protokolle)**		
Dacarbazin + α IFN Falkson 1991	Dacarbazin 200 mg/m^2 i.v., Tag 22–25 α-IFN 15 Mio. IE/m^2 i.v., Tag 1–5 über 3 Wochen, dann 10 Mio. IE/m^2 s.c. dreimal/Woche, wiederholen alle 4 Wochen	53 %
Dacarbazin + α-IFN Thomson 1993	Dacarbazin 200, 400, 800 mg/m^2 i.v. eskalierend Tag 1, alle 3 Wochen 3 Mio. IE s.c. Tag 1–3, 9 Mio. IE s.c. Tag 4–70, 9 Mio. IE s.c. dreimal/Woche	21 %
Dacarbazin + α-IFN vs. Dacarbazin + α-IFN +IL-2 (ADO)	Dacarbazin 850 mg/m^2 i.v. Tag 1 α-IFN 3 Mio IE/m^2 s.c. Gag 1–5 IL-2 5 Mio IE/m^2/3 Std. i.v. Tag 3 10 Mio. IE/m^2/24 Std. i.v. 5 Mio. IE/m^2 s.c. Tag 4–7 α-IFN 5 Mio IE/m^2 s.c. dreimal/Woche im Intervall wiederholen alle 4 Wochen	laufendes Protokoll

▶

Tabelle 6.9: Fortsetzung

		Ansprechrate *
Kombination mit Tamoxifen		
McClay	Dacarbazin 220 mg/m² i.v. Tag 1–3	55%
	BCNU 150 mg/m² i.v. Tag 1	
	wiederholen alle 6 Wochen	
	Cisplatin 25 mg/m² i.v.Tag 1–3	
	TAM zweimal 10 mg/Tag p.o.	
	wiederholen alle 3 Wochen	

* Die Ansprechraten beziehen sich auf die jeweiligen Studienergebnisse, die häufig mit kleinen Patientenzahlen durchgeführt wurden. Sie sind nur bedingt miteinander vergleichbar.

Wie geht man bei Metastasen vor, die am Ort des Primärtumors entstanden sind?

Metastasen am Ort des ersten Auftretens des malignen Melanoms oder in seiner unmittelbaren Nachbarschaft sollten in erster Linie chirurgisch angegangen werden.

Bei Lokalrezidiven (Absiedelungen am Ort des Melanoms), Satelliten-(Absiedelungen in der unmittelbaren Umgebung der Melanomstelle) und isolierter In-Transit-Metastase (Absiedelungen zwischen dem Melanomort und den zugehörigen Lymphknoten) empfiehlt sich ein erneutes Herausschneiden mit weitem Sicherheitsabstand, bei einer einzelnen Absiedelung ist ein Sicherheitsabstand bis zu 2 cm anzustreben.

Liegen Satelliten- oder multiple In-Transit-Metastasen vor, ist das Herausschneiden mit knappem Sicherheitsabstand zu empfehlen. Falls das aus technischen Gründen nicht möglich (Anzahl) ist, sollte versucht werden, die Tochtergeschwülste mittels Laser- oder Elektroverfahren zu zerstören. Alternativ kommt bei verstreuten Satelliten- oder In-Transit-Metastasen im Bereich von Armen oder Beinen die isolierte hypertherme Extremitätenperfusion (→ s. unten) in Frage.

Bei Absiedelungen in die örtlichen Lymphknoten ist eine radikale Lymphknotenentfernung Mittel der Wahl. Bei nicht kurativer Resektion (keine vollständige Entfernung aller Metastasen möglich) kommen alternativ Strahlentherapie oder (Immun-)Chemotherapie zum Einsatz.

Was ist die regionale hypertherme Extremitätenperfusion?

Bei der regionalen hyperthermen Perfusion wird die erkrankte Gliedma-
ße von der Gefäßversorgung des Körpers isoliert, mit Hilfe einer veränderten Herz-Lungen-Maschine durchspült und auf eine Temperatur von
etwa 40 °C erwärmt. Die Rückbildungsraten liegen bei 50–80%! Die
Perfusion erfolgt mit einem Chemotherapeutikum. Ab dem 1. Tag nach
der Behandlung ist eine intensive krankengymnastische Übungsbe-
handlung notwendig, ab dem zweiten Tag werden die Patienten mobilisiert. Die regionale hypertherme Extremitätenperfusion wird bisher nur
in speziellen Zentren angewendet.

Wie sieht das Vorgehen bei der hyperthermen Extremitätenperfusion aus?

Zunächst werden die Gefäße der betroffenen Gliedmaßen mit Hilfe von
Kontrastmitteln dargestellt. Dann wird ein dünner Schlauch (Katheter)
in eine Hauptvene und -arterie eingeführt und mit einer speziell veränderten Herz-Lungen-Maschine verbunden. Die Gefäßversorgung des Ar-
mes/Beines wird durch Anlegen einer Druckmanschette in der Achsel
oder in der Leiste vom übrigen Blutkreislauf des Körpers abgekoppelt.
Das Blut des Armes/Beines wird auf die gewünschte Temperatur erwärmt und das entsprechende Chemotherapeutikum hinzugegeben.
Der Arm/das Bein wird dann ca. 1 Stunde mit dieser erwärmten Mi-
schung durchspült.

Welche Nebenwirkungen können bei der Extremitätenperfusion auftreten?

Es sind sowohl auf den Arm/das Bein beschränkte Nebenwirkungen beschrieben als auch systemische Nebenwirkungen wie Haarausfall und
ein Abfall der weißen Blutkörperchen. Starke Schmerzen in den ersten
postoperativen Tagen kommen vor. Ebenso treten Schwellungen des Ar-
mes/Beines auf, die nach zwei bis drei Wochen zurückgehen und spä-
testens nach drei Monaten vollständig verschwunden sein sollten. Weiterhin können sensible und motorische Lähmungen auftreten. Ein

Absterben von Teilbereichen der Muskulatur kommt bei 1–3 % der Patienten vor und kann in seltenen Fällen den Verlust (Amputation) des Armes/Beines notwendig machen. Verschlüsse einzelner Lungengefäße (Lungenembolien) wurden bislang zweimal beschrieben. Kontrakturen der kleinen und großen Gelenke sind vor allem an den oberen Extremitäten möglich. Die Gesamtletalität liegt unter 1 %.

Bei welchen Indikationen kann die Extremitätenperfusion angewandt werden?

Die Extremitätenperfusion kommt bei einem Wiederauftreten am Ort des ursprünglichen Melanoms (pT4b) und beim Auftreten von zwischen dem Ursprungsort und den regionären Lymphknoten liegenden Absiedelungen (In-Transit-Metastasen) zum Einsatz. Weiterhin kann sie als Alternative zur Amputation bei örtlich nicht operablen Geschwülsten angewandt werden.

Wann darf keine Extremitätenperfusion angewandt werden?

Die Extremitätenperfusion sollte nicht durchgeführt werden bei Absiedelungen in innere Organe, arteriellen Durchblutungsstörungen, gleichzeitig bestehenden anderen bösartigen Erkrankungen und bei Patienten > 75 Jahre.

Ich habe von der Hyperthermie-Behandlung gehört. Was genau ist das?

Das Wort Hyperthermie meint zunächst nur allgemein die Erhöhung der Körpertemperatur. Die Hyperthermie wird im Rahmen der Behandlung bösartiger Geschwülste eingesetzt. Hierzu wird die Körpertemperatur örtlich begrenzt oder insgesamt auf mehr als 42 °C angehoben. Zusätzlich kann eine Chemo- oder Strahlentherapie erfolgen.
Man unterscheidet verschiedene Formen der Hyperthermiebehandlung:

- Lokale Hyperthermie:
  Der betroffene Bereich wird von außen über einen sog. Applikator mit
  Ultraschall-, Radio- oder Mikrowellen bestrahlt. Die lokale Hyperthermie eignet sich besonders für flächige Bereiche, also bei Geschwülsten oder Absiedelungen, die direkt unter der Haut liegen.

- Regionale Hyperthermie:
  Hierbei werden größere Körperregionen, z. B. der Beckenbereich oder
  die Beine, mit Radio- oder Mikrowellen erwärmt. Der Patient liegt dabei auf einer Liege mit einem sog. Ringapplikator. In diesem Applikator sind Antennen ringförmig angeordnet, die die Wellen kontrolliert
  abstrahlen. Durch die Kontrollmechanismen wird eine Überhitzung
  des gesunden umgebenden Gewebes verhindert, aber ausreichend hohe Temperaturen in der Geschwulst erreicht.

- Ganzkörperhyperthermie:
  Hierbei wird der ganze Körper erwärmt, wobei ursprünglich sog. Kon-
  takt-Methoden (z. B. Heißwasser, Heißluft oder beheizte Wasserde-
  cken) zur Verfügung standen. Diese Methoden sind jedoch wegen
  Unverträglichkeit kaum noch gebräuchlich. Heutzutage erfolgt die Erwärmung des Körpers von außen mittels Infrarotstrahlen unterschiedlicher Wellenlängen (sog. radiativen Verfahren). Der Patient befindet
  sich bei der Behandlung in einer weitgehend gegenüber Temperatur-
  schwankungen isolierten Kammer.

- Interstitielle Hyperthermie:
  In die Geschwulst werden »Antennen« oder Sonden eingebracht, die
  eine Erwärmung direkt im Inneren der Geschwulst ermöglichen. Eine
  dieser Technik ähnliche Behandlung ist die Seedsapplikation oder
  »Spickung«. Seeds (englisch für »Samen«) sind Kapseln mit radioakti-
  ver Substanz (meist radioaktives Jod), die direkt in die Geschwulst ein-
  gepflanzt werden und dort durch die von ihnen ausgehende Strahlung
  die Geschwulstzellen zerstören. Da die Strahlendosis in der unmittelbaren Umgebung der Seeds sehr hoch ist, jedoch mit zunehmender
  Entfernung stark abfällt, werden nur die bösartig veränderten Zellen
  in unmittelbarer Umgebung der Seeds, nicht aber das umgebende gesunde Gewebe geschädigt. Auch die Verwendung von feinen magneti-
  sierbaren Teilchen, die dem Patienten in einer Flüssigkeit in die Blutgefäße gespritzt werden, leitet sich von diesem Prinzip ab. Eine solche

magnetische Flüssigkeit kann durch ein starkes magnetisches Wechselfeld aufgeheizt werden.

Wie wirkt die Hyperthermie?

Bei Temperaturen über 42 °C über mindestens 30 Minuten kommt es zu einer Inaktivierung der bösartigen Zellen. Zusätzlich zu der zellzerstörenden Wirkung der Wärme kommen immunologische Faktoren, wie z. B. die örtliche Ausschüttung bestimmter Botenstoffe. Besonders effektiv ist die Kombination einer Hyperthermiebehandlung mit einer Chemotherapie.

In welchen Fällen wird die Hyperthermie angewandt?

Die Hyperthermie eignet sich besonders, um die im Körper bestehende, nicht operable Geschwulstmenge zu vermindern. In ersten Studien konnte gezeigt werden, dass in 52 % der Fälle Geschwülste, die zunächst nicht operabel waren, nach einer Hyperthermiebehandlung chirurgisch angegangen werden konnten. Selten kommt es zur kompletten Rückbildung der Geschwulst durch die alleinige Hyperthermie. Örtlich begrenzt angewandt, eignet sich die Hyperthermie auch zur Rückbildung bzw. Sanierung von einzelnen Organabsiedelungen, z. B. in der Leber.

Welche Nebenwirkungen können bei der Hyperthermie-Behandlung auftreten?

Durch die Überwärmungstherapie kann es zu einer Minderung der weißen und roten Blutkörperchen und der Blutplättchen kommen. Auch Übelkeit und Erbrechen können auftreten. In seltenen Fällen kommt es zu oberflächlichen Verbrennungen und Geschwürbildungen.

Welches ist die Therapie der Wahl bei Fernmetastasen?

Einzelne, leicht zugängliche Metastasen sollten chirurgisch entfernt werden. Bei zahlreichen Absiedelungen oder operativ schwer zu erreichenden Absiedelungen kommen Strahlen- und Chemotherapien (lokal/systemisch) zum Einsatz.

Absiedelungen in der Haut oder Unterhaut sollten mit knappem Sicherheitsabstand herausgeschnitten werden. Alternativ kommt bei Absiedelungen an Armen und/oder Beinen bei Inoperabilität die »hypertherme Extremitätenperfusion« in Frage. Weitere Alternativen stellen die Strahlentherapie oder in die Geschwulst gespritzte Chemotherapeutika dar.

Überregionäre Lymphknotenabsiedelungen sollten ebenfalls vollständig chirurgisch entfernt werden. Bei nicht kurativer Resektion (Geschwulstreste verbleiben im Körper) stellen auch hier Strahlentherapie und (Immun-)Chemotherapie eine weitere Option dar.

Bei Absiedelungen im Bereich anderer Organsysteme ist eine Operation nur dann sinnvoll, wenn es sich um einzelne/wenige Läsionen handelt und ein vertretbares Operationsrisiko besteht sowie ein vollständiges

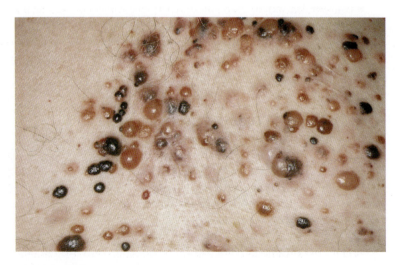

Abbildung 6.6: Hautmetastasen beim malignen Melanom

© Springer-Verlag Berlin, Heidelberg (2005) P. Altmeyer, M. Bacharach-Buhles (2002) Springer Enzyklopädie Dermatologie, Allergologie, Umweltmedizin

Herausschneiden technisch möglich ist. Gegebenenfalls kann eine Nachbestrahlung angeschlossen werden. Liegen dagegen in mehreren Organen Absiedelungen vor oder sind zahlreiche Absiedelungen in lebenswichtigen Organen vorhanden (z. B. Lunge, Hirn), ist eine Operation nicht mehr sinnvoll. Stattdessen sollte über eine Chemotherapie allein oder in Kombination mit einer Bestrahlung oder einer Hyperthermie-Behandlung nachgedacht werden.

Ich habe von einer Impftherapie gegen das maligne Melanom gehört. Wie geht das und wann wird es eingesetzt?

Mit der Krebsimpfung (Vakzinierung) wird der Versuch unternommen, das körpereigene Immunsystem in die Behandlung der Melanomerkrankung einzubeziehen und dieses gegen das Melanom zu aktivieren. Die Vakzinierungstherapie wird beim malignen Melanom bisher nur in kleineren Studien angewandt, es liegen noch keine ausgereiften Therapiestrategien vor. Bei der Vakzinierung werden bestimmte Immunzellen, die mit für das Melanom spezifischen Proteinen beladen sind, eingesetzt, um zellzerstörende Abwehrzellen zur Abwehrreaktion anzutreiben. In den bisherigen Studien ist die Vakzinierungstherapie v. a. bei Patienten mit bereits abgesiedeltem malignem Melanom zur Anwendung gekommen.

Wie überzeugend sind die bisherigen Ergebnisse der Impftherapie beim malignen Melanom?

Die bisherigen Ergebnisse sind leider – von Einzelfällen abgesehen – noch nicht überzeugend. Allerdings befinden sich die wissenschaftlichen Ergebnisse bisher noch in einem sehr frühen Stadium der Entwicklung, und die Forschung läuft weiterhin sehr intensiv.

Wie ist die Prognose beim malignen Melanom einzuschätzen?

Als wichtigster Prognosefaktor beim malignen Melanom gilt die Geschwulstmenge und die Melanomausbreitung im Körper. Im klinischen

Stadium I und II kann die Prognose als günstig gesehen werden. Eine Absiedelung bedingt eine ungünstige Prognose. Die wichtigsten prognostischen Faktoren beim nicht-gestreuten malignen Melanom sind:

- Melanomdicke nach Breslow (Breslow-Index)
- Invasionslevel nach Clark
- Vorhandensein einer Geschwürbildung (Ulzeration)
- Geschlecht (für Männer signifikant schlechter)
- Ort der Melanomentstehung (ungünstige Prognose für Kopf, Hals, oberer Rumpf, Oberarme, Hände und Füße)
- Status des Wächterlymphknotens (Befall/Nicht-Befall)

Bei Lymphknotenbefall sind Mikrometastasierung (Einzelzellabsiedelungen im Wächterlymphknoten) und Makrometastasierung (größere Ansammlung bösartiger Zellen im Wächterlymphknoten) prognostisch bedeutsam. Die Prognose verschlechtert sich dramatisch beim Auftreten von Absiedelungen in anderen Organsystemen.

7 Das Merkelzell-Karzinom

Was ist das Merkelzell-Karzinom?

Das Merkelzell-Karzinom wird auch trabekuläres Karzinom genannt. Es handelt sich um eine sehr seltene bösartige »neuroendokrine Geschwulst« der Haut, die aus Merkelzellen hervorgeht. Merkelzellen sind neurogene Zellen im Bereich der unteren Oberhautschichten. Die Zelle dient nach heutigem Wissen als Rezeptor für mechanische Reize. Das Merkelzell-Karzinom wächst meist sehr schnell und geht mit einer hohen Neigung zur Bildung von Absiedelungen über die Lymphbahnen (lymphogene Metastasierung) einher.

Gibt es auch beim Merkelzell-Karzinom unterschiedliche Typen?

Entsprechend den histologischen Kriterien unterscheidet man 3 Subtypen.

Tabelle 7.1: Die Prognose des Merkelzell-Karzinoms ist abhängig vom histologischen Wachstumstyp

Subtyp	Häufigkeit	Prognose
Trabekulärer Typ		günstig
Intermediärer Zelltyp	häufigster Vertreter	mittel
Kleinzelliger Typ		schlecht

Ich habe gehört, es gibt beim Merkelzell-Karzinom eine Stadieneinteilung. Was versteht man darunter?

Die Stadieneinteilung des Merkelzell-Karzinoms wird nach Yiengpruk-sawan und Mitarbeitern vorgenommen. Sie unterscheidet zwischen einem örtlich begrenzten Prozess, einem in den regionären Lymphknoten ausgedehnten Befund und einer Absiedelung in andere Organe.

Tabelle 7.2: Stadieneinteilung des Merkelzell-Karzinoms

Stadium	Klinik
Stadium I	Primärtumor
Stadium II	lokoregionäre Metastasen im Lymphabstromgebiet oder lokale Lymphknotenmetastasen
Stadium III	Fernmetastasen

Wie häufig kommt das Merkelzell-Karzinom vor?

Das Merkelzell-Karzinom ist eine sehr seltene Geschwulst. In der Bundesrepublik Deutschland kommt es bei 0,2–0,3 pro 100.000 Einwohner pro Jahr vor. Somit ist pro Jahr insgesamt mit 80–300 Neuerkrankungen zu rechnen. Vor allem sind Patienten mit einer immununterdrückenden Therapie (Immunsuppression) nach Organverpflanzungen, Patienten mit B-Zell-Lymphom oder HIV-Infektion betroffen. In der Regel kommt das Merkelzell-Karzinom bei älteren Menschen zwischen dem 60. und 70. Lebensjahr vor. Bei Kindern tritt es praktisch nicht auf (außer im Rahmen angeborener Syndrome).

An welchen Körperstellen kommen Merkelzell-Karzinome vor?

Sie finden sich v.a. an lichtexponierten Stellen, insbesondere im Kopf-Hals-Bereich (49 %), seltener an Armen und Beinen (33 %) und am Stamm (27 %).

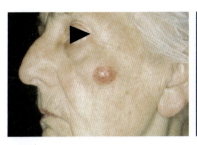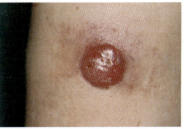

Abbildung 7.1: Merkelzell-Karzinom in typischer Lokalisation

© Springer-Verlag Berlin, Heidelberg (2005) P. Altmeyer, M. Bacharach-Buhles (2002) Springer Enzyklopädie Dermatologie, Allergologie, Umweltmedizin

Wie sieht das Merkelzell-Karzinom aus?

Meist zeigt sich ein solitärer, häufig schnell wachsender, derber, glatter, rötlicher oder violetter, schmerzloser, halbkugeliger Knoten im Bereich des Kopfes oder an Armen und Beinen von 1–4 cm Größe. In der Tiefe findet sich häufig eine eisbergartige Verbreiterung des Knotens. Seltener sind plattenartige Varianten. Sekundär kann es zu Verletzungen der Geschwulstoberfläche (Ulzerationen) mit Blutung und Krustenbildung kommen. Grundsätzlich besteht eine große Neigung zum örtlichen Wiederauftreten nach einer operativen Entfernung.

Wie sollte die Therapie des Merkelzell-Karzinoms aussehen?

Therapie der Wahl ist das Herausschneiden der Geschwulst mit einem Sicherheitsabstand von 2 cm nach allen Seiten, zur Tiefe hin bis an die bindegewebige Hülle der Muskulatur (Faszie).

Bei der feingeweblichen Aufarbeitung wird eine exakte und sorgfältige Aufarbeitung der Ränder des herausgeschnittenen Gewebes (Randschnittkontrolle) empfohlen. Da die ursprünglichen Geschwülste häufig im Bereich der Gesichtshaut lokalisiert sind, ist der gewünschte Sicherheitsabstand nicht immer einzuhalten. Hier ist die »mikroskopisch kontrollierte Chirurgie« empfehlenswert (Mehrzeitiges Vorgehen, → s. Kapitel 3).

[!] Merke!
Die Therapie der Wahl des Merkelzell-Karzinoms ist die mikroskopisch
kontrollierte Chirurgie!

Nach der Operation wird zunehmend eine »vorsorgliche« (adjuvante)
Bestrahlung des operierten Bereichs sowie der zugehörigen ableitenden
Lymphwege bis einschließlich der zugehörigen Lymphknotenregion mit
Linearbeschleuniger (Gesamtdosis: 50–60 Gy, Einzeldosis: 2–3 Gy) emp-
fohlen. Bei nicht vollständig entfernter Geschwulst werden auch höhere
Gesamtdosen gewählt. Sind lediglich die Schnittränder noch tumor-
durchsetzt (R1), sollte die Gesamtdosis bei etwa 60–66 Gy liegen. Bei
definitiver Bestrahlung nicht zu operierender Geschwülste oder mit bloßem Auge sichtbaren (makroskopischen) Geschwulstresten (R2) ist eine
Gesamtdosis von 70 Gy bei einer Fraktionierung von 2 Gy fünfmal/Wo-
che empfohlen. Durch die Bestrahlungstherapie ist es möglich, die
Wahrscheinlichkeit eines Wiederauftretens sowie die Absiedelung über
die Lymphwege zu verringern.

Ist die alleinige Bestrahlungstherapie eine Alternative zur Operation?

In einer kleineren Studie (28 Patienten untersucht) konnte nachgewiesen werden, dass eine Bestrahlungstherapie bei Patienten, bei denen ein
großer Sicherheitsabstand aus anatomischen Gründen nicht eingehalten
werden konnte, keine Prognoseverschlechterung gegenüber chirurgisch
behandelten Patienten nach sich zieht. Es wurde eine Dosierung von
2 Gy fünfmal/Woche empfohlen (Gesamtdosis 60Gy).

Werden auch beim Merkelzell-Karzinom Lymphknoten entfernt?

Die prophylaktische Entfernung regionaler Lymphknoten (ELND) ist
umstritten. Zu empfehlen ist insofern die »Wächterlymphknotenbiopsie« (→ s. Kapitel 6). Bei Vorliegen über den Lymphweg abgesiedelter
Tochtergeschwülste ist die radikale Entfernung der Lymphknoten angezeigt mit anschließender Bestrahlung mittels Linearbeschleuniger. Die
Prognose ist bei Vorliegen über die Lymphbahn abgesiedelter Tochterge-

schwülste bereits schlecht, die Durchführung weiterer Maßnahmen obliegt dem behandelnden Arzt.

Welche Therapieoptionen bestehen, wenn bereits Fernabsiedelungen (Metastasen) vorliegen?

Beim Vorliegen von Fernabsiedelungen kann bei schlechter Prognose über eine Chemotherapie und ggf. anschließende Bestrahlung eine Lebensverlängerung von einigen Monaten erreicht werden. Häufig eingesetzt werden als Einzeltherapie Adriamycin, Etoposid (z.B. Vepesid), Cyclophosphamid (z.B. Endoxan), Cisplatin (z.B. Cisplatin), Vinkaalkaloide. Empfohlen werden u.a. verschiedene Kombinationstherapien:

- Adriblastin + Cyclophosphamid + Vincristin
- Streptozocin + 5-Fluorouracil bzw. Adriblastin
- Cyclophosphamid + Methotrexat + 5-Fluorouracil
- VP-16 + Cisplatin + Doxorubicin + Bleomycin
- Etoposid + Vincristin

Wie ist die Prognose beim Merkelzell-Karzinom einzuschätzen?

Die statistische 5-Jahresüberlebensrate beim Merkelzell-Karzinom liegt bei 30–75%. In 30% der Fälle treten erneut Geschwülste am Ort des ersten Merkelzell-Karzinoms oder Absiedelungen zwischen diesem und den zugehörigen Lymphknoten (sog. In-Transit-Metastasen) auf. Bei 55% der Patienten sind in den zugehörigen Lymphknoten Absiedelungen zu finden, und in etwa 30% der Fälle tritt im Verlauf der Erkrankung eine Absiedelung in andere Organe auf.

Was passiert nach der Therapie des Merkelzell-Karzinoms?

Ganz gleich welche Art der Therapie geführt wurde, sollte aufgrund der großen Gefahr eines erneuten Wiederauftretens nach vorausgegangener Entfernung oder Absiedelungen in die zugehörigen Lymphknotenregionen eine engmaschige Nachsorge erfolgen. Der gesamte Nachsorgezeitraum sollte mindestens 5 Jahre umfassen.

Innerhalb des ersten Jahres nach Entfernung der Ausgangsgeschwulst sind die Nachsorgeintervalle mit 4–6 Wochen sehr eng zu fassen. Nach 12 Monaten können die Intervalle auf 3 Monate ausgedehnt werden, später reichen 6-monatige Abstände aus.

Zu jeder Vorstellung sollte die sorgfältige Inspektion der befallenen Region erfolgen sowie eine eingehende klinische Untersuchung mit der Tast- und Ultraschalluntersuchung der Lymphknoten. Eine Ultraschalluntersuchung des Oberbauches und eine Röntgenuntersuchung der Lunge reichen jeweils einmal/Jahr aus.

[!] Merke!

Beim Merkelzell-Karzinom ist eine engmaschige Nachsorge durch einen erfahrenen Dermatologen sehr wichtig. Im ersten Jahr nach Diagnosestellung sollte eine Untersuchung alle 4–6 Wochen erfolgen.

8 Maligne mesenchymale Tumore der Haut

Was sind mesenchymale Tumore der Haut?

Mesenchymale Geschwülste der Haut gehen aus Zellen hervor, welche sich zu Bindegewebe, Lymph- oder Blutgefäßen entwickeln.

8.1 Dermatofibrosarcoma protuberans

Was ist das Dermatofibrosarcoma protuberans?

Es handelt sich beim Dermatofibrosarcoma protuberans um eine sehr seltene, wahrscheinlich von den bindegewebsbildenden Zellen der Haut (Fibroblasten) abstammende Geschwulst der Haut. Das Dermatofibrosarcoma protuberans ist als »semimaligne« (»halbbösartig«) einzustufen, da es nur langsam örtlich begrenzt wächst.

Wie häufig ist das Dermatofibrosarcoma protuberans?

Es ist eine sehr seltene Geschwulst. Der Anteil an bösartigen Neubildungen beträgt weniger als 0,1%. Pro Jahr erkranken 0,1–0,5 pro 100.000 Einwohner an einem Dermatofibrosarcoma protuberans.

Wer wird vor allem von dem Tumor befallen?

Grundsätzlich kann das Dermatofibrosarcoma protuberans in jedem Lebensalter auftreten. Der Altersgipfel liegt jedoch zwischen dem 20. und 40. Lebensjahr. Männer und Frauen sind etwa gleichhäufig betroffen.

In welcher Körperregion tritt das Dermatofibrosarkom auf?

In ca. 50–60 % der Fälle findet man das Dermatofibrosarcoma protuberans im Bereich des Stammes. In einem Drittel der Fälle sind Arme und Beine betroffen. In etwa 10 % der Fälle tritt es im Kopf-Hals-Bereich auf.

Wie erkenne ich das Dermatofibrosarcoma protuberans?

Man sieht eine 1–10 cm große, sehr derbe, hautfarbene bis bräunlich-livide, höckerige Geschwulst, bestehend aus einem knotigen und einem darunterliegenden plattenartigen Anteil. Typisch ist das sog. »Eisbergphänomen«; nur ein Teil der Geschwulst ragt aus der Haut heraus, erst beim Tasten kann man die tatsächliche Größe der Geschwulst unter der Oberfläche erahnen.

Das Dermatofibrosarcoma protuberans wächst meist in zwei Stadien. Erst kommt es zur Ausbildung der derben in und unter der Haut gelegenen Platte. Dann kommt es zur Entstehung des darüberliegenden Knotens. Selten ist eine klinische Variante, bei der die Geschwulst als umschriebenes, hautfarbenes oder bräunliches ausgedünntes (atrophisches) Areal in Erscheinung tritt (atrophic dermatofibrosarcoma protuberans).

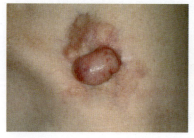 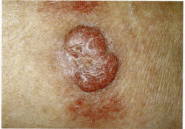

Abbildung 8.1: Verschiedene Erscheinungsformen des Dermatofibrosarcoma protuberans. Beiden gemein ist ein langsames, schmerzloses Wachstum über Jahre.

Wie sieht die Therapie des Dermatofibrosarcoma protuberans aus?

Die Geschwulst sollte möglichst frühzeitig im Gesunden (Ränder ohne weitere Anteile der Geschwulst) herausgeschnitten werden mittels mikroskopisch kontrollierter Chirurgie (MKC, → s. Kapitel 3). Der Sicherheitsabstand bei jedem Schritt sollte ca. 1 cm betragen. Dennoch kann es auch bei ausreichendem Sicherheitsabstand in 50–80 % der Fälle zu einem Wiederauftreten der Geschwulst kommen. Dieses ist vermutlich auf die mit dem bloßen Auge nicht erkennbaren fingerartigen Ausläufer der Geschwulst in der Tiefe zurückzuführen. Ausreichende feingewebliche Untersuchungen der Schnittränder sind deshalb äußerst wichtig. Ein zwei- oder mehrzeitiges Vorgehen ist oft sinnvoll, d.h. die Geschwulst sollte ggf. in mehreren Sitzungen herausgeschnitten, der Defekt erst dann verschlossen werden, wenn die Ränder des herausgeschnittenen Gewebes keine bösartigen Zellen mehr aufweisen. Bei einem einzeitigen Vorgehen (Herausschneiden und Defektverschluss in einer Sitzung) ist ein ausreichend großer Sicherheitsabstand von mind. 3,0 cm einzuplanen. Einige Autoren empfehlen die Mitnahme der die Muskulatur umgebenden Bindegewebshülle (Faszie). Eine vorsorgliche Entfernung von Lymphknoten ist in der Regel nicht notwendig.

Gibt es eine Alternative zur Operation?

Nur bei nicht operationsfähigen Patienten kann eine Bestrahlungstherapie (hochenergetische Photonenstrahlung) der Geschwulstregion erfolgen. Auch hier sollte wie bei der operativen Entfernung ein ausreichender Sicherheitsabstand eingehalten werden. Das Bestrahlungsfeld sollte 3–5 cm über die Geschwulst hinausreichen.

In welchen Abständen sollte die Nachsorge beim Dermatofibrosarcoma protuberans erfolgen?

In den ersten 5 Jahren nach der Operation sollte in 6-monatigen Abständen eine eingehende Kontrolle des Wundgebietes erfolgen, um möglichst frühzeitig ein Wiederauftreten der Geschwulst zu erkennen und diese schnellstmöglich entfernen zu können.

Wie ist die Prognose beim Dermatofibrosarcoma protuberans einzuschätzen?

In etwa 50–80 % der Fälle kommt es zu einem örtlich begrenzten Wiederauftreten der Geschwulst. Absiedelungen in entfernte Regionen (Metastasen) werden in der Regel nur nach langer Bestandsdauer und bei häufigem örtlich begrenztem Wiederauftreten gesehen.

[!] Merke!
Das Dermatofibrosarcoma protuberans verursacht sehr selten Absiedelungen, neigt jedoch zu einem Wiederauftreten an der ursprünglichen Stelle.

8.2 Malignes fibröses Histiozytom

Was ist das maligne fibröse Histiozytom?

Andere Namen für diese Geschwulst sind noch malignes Fibroxanthom oder Fibroxanthosarkom. Es handelt sich dabei um eine bösartige Geschwulst des Weichteilgewebes, dessen Zellen Merkmale von Histiozyten (Histiozyten = bestimmte Fresszellen des Immunsystems in der Haut) und Bindegewebe bildenden Zellen aufweisen. Das fibröse Histiozytom kommt an der Haut eher selten vor. Meist geht diese bösartige Geschwulst von den bindegewebigen Anteilen der Muskelhülle (Faszie), der Muskulatur oder vom Knochengewebe aus.

Wer ist vor allem vom malignen fibrösen Histiozytom betroffen?

Am häufigsten kommt das maligne fibröse Histiozytom bei Patienten zwischen dem 50. und 70. Lebensjahr vor. Männer sind dabei doppelt so häufig betroffen wie Frauen.

An welchen Stellen tritt der Tumor vor allem auf?

Meist findet man das maligne fibröse Histiozytom im Gesäßbereich oder an den Beinen. Seltener sind die Arme oder auch der innere Bauchraum betroffen.

 Merke!

Das maligne fibröse Histiozytom tritt im Gegensatz zu den meisten anderen Hautgeschwülsten v.a. im Gesäßbereich und an den Beinen auf.

Wie sieht dieser Tumor klinisch aus?

Das maligne fibröse Histiozytom hat ein wenig charakteristisches Aussehen. Meist sieht man einen grauweißen oder gelb- bis rotbraunen, derben, meist breit der Unterlage aufsitzenden, häufig bereits oberflächlich aufgebrochenen Knoten im Bereich der Haut und des Unterhautgewe-

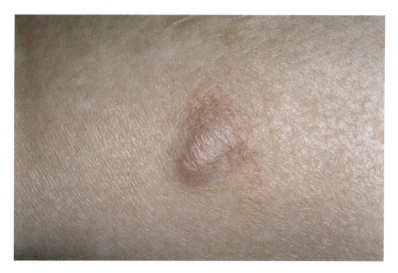

Abbildung 8.2: Das maligne fibröse Histiozytom an der Haut

bes. Grundsätzlich hat diese Geschwulst die Möglichkeit, auch tieferliegende Strukturen wie die Muskulatur oder die Knochenhaut (Periost) zu durchsetzen.

Welche Therapien kommen beim malignen fibrösen Histiozytom in Frage?

Therapie der ersten Wahl ist das radikale Herausschneiden. Der Defekt sollte nicht unmittelbar verschlossen werden. Nach feingeweblicher Untersuchung und Sicherung der Diagnose kann ggf. ein Nachschneiden mit einem Sicherheitsabstand von 2 cm und der Entfernung der gesamten Unterhaut sowie eine Lymphknotenausräumung durchgeführt werden. Trotz adäquater Maßnahmen kommt es sehr häufig zu einem Wiederauftreten der Geschwulst (Rezidiv) an gleicher Stelle.

Nach der Operation kann eine Strahlentherapie mit schnellen Elektronen angeschlossen werden, um die Prognose zu verbessern.

Kommt auch eine Chemotherapie in Frage?

Eine hochdosierte kombinierte Chemotherapie mit Doxorubicin, Dactinomycin ggf. auch Cyclophosphamid und Vincristin ist möglich. Relativ gute Ergebnisse werden neuerdings auch von einer der Operation vorausgehenden Chemotherapie mit Doxorubicin und Bestrahlungstherapien für ein an Armen und Beinen befindliches malignes fibröses Histiozytom berichtet.

Wie ist die Prognose einzuschätzen?

Die Prognose ist insgesamt eher ungünstig. Die Geschwulst neigt zum Wiederauftreten an gleicher Stelle. Eine Absiedelung von Tochtergeschwülsten (Metastasierung) kann sowohl über die Lymphbahn als auch über den Blutweg erfolgen. Die Raten der Absiedelungen liegen dabei bis zu 30 %.

8.3 Atypisches Fibroxanthom

Was ist das atypische Fibroxanthom?

Das atypische Fibroxanthom wird auch paradoxes Fibrosarkom genannt. Es ist eine bösartige Weichteilgeschwulst der Haut mit relativ gutartigem klinischem Verlauf, die meist in lichtgeschädigter Haut älterer Menschen auftritt. Sie wird als an der Haut auftretende Variante des malignen fibrösen Histiozytoms (→ Kapitel 8.2) aufgefasst. Noch ist nicht sicher geklärt, aus welchen Ursprungszellen es hervorgeht. Wahrscheinlich ist jedoch eine Entstehung aus wenig spezialisierten mesenchymalen Ursprungszellen, eventuell auch aus Histiozyten.

Wer ist vor allem vom atypischen Fibroxanthom betroffen?

Wie bereits erwähnt, findet man diesen Tumor vor allem bei älteren Menschen um das 70. Lebensjahr herum. Es gibt jedoch noch einen zweiten Altersgipfel im 4. Lebensjahrzehnt. Es sind in der Regel mehr Männer als Frauen von der Erkrankung betroffen.

In welchen Hautregionen findet man das atypische Fibroxanthom?

Vor allem die Ohren, Nase, Wangen, Nacken und der behaarte Kopf sind betroffen. Bei jüngeren Menschen findet man auch ein Auftreten an Armen und Beinen und am Stamm.

Wie sieht das atypische Fibroxanthom aus?

Es handelt sich um einen bis zu 2 cm durchmessenden, derb-knotigen, meist auch ulzerierten fleischfarbenen Tumor. Eine Metastasierung in die regionären Lymphknotenstationen ist sehr selten.

Wie sieht die Therapie aus beim atypischen Fibroxanthom?

Auch hier wird die großzügige Exzision mit einem Sicherheitsabstand von etwa 2 cm empfohlen. Alternativ kann bei Inoperabilität eine hochdosierte (ca. 60–65 Gy) Strahlentherapie zur Anwendung kommen.

9 Maligne Tumore des Gefäßsystems der Haut

9.1 Malignes Angiosarkom der Kopfhaut

Was ist das maligne Angiosarkom der Kopfhaut?

Das maligne Angiosarkom ist eine sehr bösartige Geschwulst ausgehend von den Blutgefäßen im Kopfbereich (v. a. behaarter Kopf und Gesicht) älterer Menschen ab dem 60. Lebensjahr. Männer sind etwa doppelt so häufig betroffen wie Frauen.

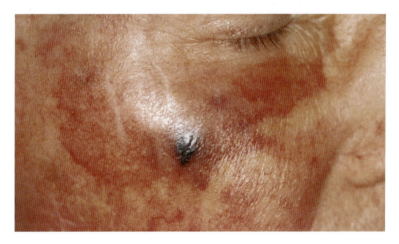

Abbildung 9.1: Seit mehreren Jahren (!) zunehmende, bisher vollständig
symptomlose, unscharf begrenzte rote Flecken an Wange
und Stirn bei einem 75-jährigen Mann; ärztliche Konsultation
wegen wieder auftretender flächiger Blutungen in der betroffenen Haut; seit 1 Monat Wachstum eines weichen, 8 mm
großen, soliden blauschwarzen Knotens in der Wangenmitte

© Springer-Verlag Berlin, Heidelberg (2005) P. Altmeyer, M. Bacharach-Buhles
(2002) Springer Enzyklopädie Dermatologie, Allergologie, Umweltmedizin

Wie erkennt man das maligne Angiosarkom der Kopfhaut?

Anfangs sieht man häufig nur blau-rot verfärbte Haut wie bei einem »blauen Fleck«, nachdem man sich gestoßen hat. Später kommt es zur Ausbildung gefäßreicher Knoten mit zerstörerischem Einwachsen in die Umgebung, Eröffnung der Geschwulstoberfläche und Austritt von Lymphflüssigkeit. Im weiteren Verlauf kommt es zur Bildung von Absiedelungen v. a. in die Lungen und das Skelettsystem.

 Merke!

Ein »blauer Fleck« im Kopfbereich eines älteren Menschen, der von allein nicht mehr verschwindet, sollte immer an ein Angiosarkom des Kopfes denken lassen.

Welche therapeutischen Möglichkeiten gibt es?

Die besten Erfolge werden mit chirurgischen Maßnahmen erreicht, d. h. die Geschwulst sollte frühestmöglich mit einem Sicherheitsabstand von mindestens 1 cm komplett herausgeschnitten werden (Exzision). Dabei entstehen insbesondere im Gesichtsbereich z. T. große Defekte, die mit Hilfe von plastischen Verfahren (Hautverschiebung, Hauttransplantation) gedeckt werden müssen. Bestand die bösartige Geschwulst schon länger oder hat extreme Ausmaße erreicht, ist eine chirurgische Entfernung nicht möglich. Alternativ kann eine Strahlentherapie erfolgen, falls Operationen aufgrund der Geschwulstausdehnung oder des Allgemeinzustandes des Patienten nicht mehr möglich sind. In Ausnahmefällen können Lasertherapien vorgenommen werden.

Bezüglich einer Chemotherapie bestehen nur wenig Erfahrungen. Der Therapieversuch mit Doxorubicin ist v. a. angezeigt beim Wiederauftreten des malignen Angiosarkoms nach vorausgegangener Entfernung. Weiterhin wurden Therapieversuche mit Einspritzen von Interferon-α in die Geschwulstumgebung bzw. in die Geschwulst selbst beschrieben, blieben jedoch ohne Einfluss auf die Neigung zum Wiederauftreten der Geschwulst.

Wie ist die Prognose beim malignen Angiosarkom des Kopfes einzuschätzen?

Die Prognose ist sehr schlecht, wenn die Geschwulst eine Größe von mehr als 4 cm erreicht hat, da dann frühzeitig Absiedelungen in die inneren Organe auftreten. Die 5-Jahres-Überlebensrate liegt hierbei bei < 10 %. Bei kleineren Geschwülsten unter 4 cm Durchmesser ist eine bessere Prognose zu erwarten.

9.2 Epitheloides Angiosarkom

Was ist das epitheloide Angiosarkom?

Das epitheloide Angiosarkom ist eine seltene, sehr bösartige und schnell wachsende Geschwulst ausgehend von den Blutgefäßen. Bevorzugt sind die tiefen Weichteile, nur selten die Haut oder innere Organe (v. a. die Schilddrüse) betroffen. Frühzeitig kommt es zur Aussaat der bösartigen Zellen über den Blutweg (hämatogene Metastasierung).
Das epitheloide Angiosarkom tritt v. a. im mittleren bis höheren Lebensalter auf, Männer sind häufiger betroffen als Frauen.

Wie sehen die Therapie und Prognose des epitheloiden Angiosarkoms aus?

Die Therapie der Wahl ist das vollständige Herausschneiden (Exzision) der Geschwulst mit großem Sicherheitsabstand. Die Prognose ist dennoch ungünstig mit einer Lebenserwartung von unter einem Jahr bei Geschwülsten, die die tiefen Weichteile oder innere Organe betreffen. Bei rein an der Haut lokalisierter Geschwulst ist die Prognose besser.

9.3 Angiosarkom im Lymphödem (Lymphangiosarkom)

Was ist das Lymphangiosarkom?

Das Lymphangiosarkom ist eine seltene bösartige Geschwulst ausgehend von den gefäßauskleidenden Zellen. Ob es sich dabei um Lymph- oder Blutgefäßzellen handelt, wird kontrovers diskutiert. Die Geschwulst entwickelt sich in der Regel auf dem Boden eines chronischen Lymphstaus (Lymphödems) des Armes, meist nach operativer Entfernung von Lymphknotenpaketen im Rahmen einer Therapie bösartiger Geschwülste, z. B. nach Brustkrebs. Das Auftreten eines Lymphangiosarkoms findet man 5–20 Jahre nach Entfernung der Brust und Lymphknoten der Achselhöhle. Es entstehen derbe, meist blutunterlaufene Knoten mit Neigung zum Aufbrechen der Oberfläche. Frühzeitig können sowohl über den Lymph- als auch über den Blutweg Absiedelungen entstehen. Beim Vorliegen solcher Metastasierungen ist die Prognose ernst.

Welche Therapiemöglichkeiten gibt es beim Lymphangiosarkom?

Die Therapie der Wahl ist die operative Entfernung der Geschwulst. Dabei muss jedoch darauf geachtet werden, dass das Lymphangiosarkom häufig multizentrisch wächst, d. h. dass es mehrere Ausgangsgeschwülste an verschiedenen Lokalisationen gibt. Die Radikalität des Vorgehens bei der Operation ist abhängig von der Ausdehnung der Geschwulst. Liegen bei der Diagnosestellung noch keine Absiedelungen vor, bietet ein radikales Vorgehen mit Entfernung der gesamten betroffenen Muskelgruppe die beste Überlebenschance. Bei Befall der Unterarmweichteile wird die Amputation des gesamten Armes empfohlen, bei Oberarmbefall zusätzlich die Entfernung des Schultergelenks.
Bei inoperablen Geschwülsten ohne Absiedelungen bei der Diagnosestellung kommen Röntgenweichstrahlen mit einer Gesamtdosis von 50–60 Gy oder Bestrahlung mit schnellen Elektronen zum Einsatz.
Ist die Geschwulst operabel, liegen aber bei Diagnosestellung schon Absiedelungen vor, sollte zunächst eine Chemotherapie (z. B. Adramycin, Ifospamid, verkapseltes Doxorubicin) und dann die radikale chirurgische Geschwulstentfernung vorgenommen werden.

Außerdem sollte in jedem Fall begleitend eine intensive Therapie des Lymphödems erfolgen. Hier kommen die intermittierende maschinelle Lymphdrainage, Kompressionstherapie sowie die Anpassung eines elastischen Armstrumpfes in Frage.

9.4 Kaposi-Sarkom

Was ist das Kaposi-Sarkom?

Das Kaposi-Sarkom ist eine von mehreren Stellen ausgehende Geschwulst aus spindelförmigen, wenig bösartigen Zellen v. a. in der Haut. Wahrscheinlich handelt es sich bei den Ursprungszellen um gefäßauskleidende Zellen.

Wie entsteht ein Kaposi-Sarkom?

Für die Entstehung des Kaposi-Sarkoms kommen viele Faktoren in Frage: Viren (humanes Herpes Virus 8), eine angeborene oder erworbene Immunschwäche, genetische Veranlagung (gehäuftes Vorkommen bei mediterraner Bevölkerung, Assoziation mit HLA-DR5).

Ich habe gehört, es gibt verschiedene Formen des Kaposi-Sarkoms?

Man unterscheidet 4 verschiedene Formen des Kaposi-Sarkoms:

- klassisches/sporadisches Kaposi-Sarkom:
  Es tritt v. a. bei Männern aus Osteuropa auf, ist assoziiert mit HLA-DR5. Der Beginn der Erkrankung liegt jenseits des 50. Lebensjahres. Die Kaposi-Sarkome treten v. a. an Unterarmen, Händen, Unterschenkeln und Füßen auf. Ein Organbefall findet sich in 5–20 % der Fälle. In der Regel besteht ein jahrzehntelanger Verlauf.

- afrikanisches/endemisches Kaposi-Sarkom:
  Hierbei sind besonders afrikanische Kinder betroffen. Man unterscheidet hierbei einen Haut- und Lymphknotentyp. Dieser Typ der Kaposi-Sarkome hat einen besonders aggressiven Verlauf.

- HIV-assoziiertes/epidemisches Kaposi-Sarkom:
  Diese Form findet man bei AIDS-Patienten. Die Kaposi-Sarkome treten verteilt über den gesamten Körper auf. In 30% der Fälle sind auch die Schleimhäute betroffen. Häufig finden sich auch Beteiligungen innerer Organe (Lymphknoten, Magen-Darm-Trakt, Lunge). Der Verlauf ist sehr variabel, abhängig von der Lokalisation der Geschwülste, der Zahl der Helferzellen sowie den eventuell vorhandenen Begleiterkrankungen.

- Kaposi-Sarkom bei immunsupprimierten Patienten:
  Für Patienten, die durch Therapien (z. B. Chemotherapie, immununterdrückende Therapie nach Transplantationen) oder durch bestimmte Erkrankungen (z. B. Lupus erythematodes visceralis) immungeschwächt sind, gelten die gleichen Kriterien wie für HIV-Patienten (s. o.).

Gibt es eine Stadieneinteilung des Kaposi-Sarkom?

Die Einteilung des Kaposi-Sarkom erfolgt im Wesentlichen entsprechend seiner Ausdehnung nach Mitsuyasu und Groopman.

Tabelle 9.1: Stadieneinteilung des Kaposi-Sarkoms nach Mityasu und Groopmann

Stadium I	umschrieben, auf die Haut begrenzt (< 10 Herde oder eine anatomische Region)
Stadium II	auf der gesamten Hautoberfläche verteilt (> 10 Herde oder > eine anatomische Region)
Stadium III	ausschließlich Befall innerer Organe
Stadium IV	Befall der Haut und innerer Organe A: ohne Allgemeinsymptomatik B: mit Fieber und/oder Gewichtsverlust

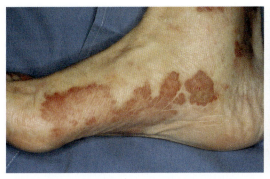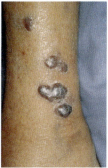

Abbildung 9.2: Endemisches Kaposi-Sarkom in unterschiedlicher Ausprägung. Links: randbetonte, rötlich-livide Plaques im Bereich des Fußes bei älterem Patienten. Rechts: schwarze Knoten auf unveränderter Haut im Bereich des Unterschenkels bei älterem Patienten.

© Springer-Verlag Berlin, Heidelberg (2005) P. Altmeyer, M. Bacharach-Buhles (2002) Springer Enzyklopädie Dermatologie, Allergologie, Umweltmedizin

Wie sieht das Kaposi-Sarkom aus?

Anfänglich findet man braunrote bis violette Flecken, aus denen im Verlauf plattenartige und knotige Geschwülste werden. Diese neigen zur Konfluenz und zur Ausbildung neuer Geschwülste in den Randbereichen. Vor allem Kaposi-Sarkome im Bereich der Schleimhäute neigen zur Verletzung der Oberfläche (Ulzeration). Bei Befall des Körperstammes finden sich die Kaposi-Sarkome oft in charakteristischer Anordnung entlang der Hautspaltlinien. Durch die Kaposi-Sarkome kann es zur Störung des Lymphabflusses kommen; klinisch sieht man dann z.T. eindrucksvoll ausgeprägte Lymphödeme (Lymphstau).

Der viszerale Befall des Kaposi-Sarkoms betrifft v.a. die Lymphknoten, seltener den Magen-Darm-Trakt, die Leber, Lunge und das Herz.

Wie sieht die Therapie des Kaposi-Sarkoms aus?

Die Therapie ist abhängig vom Typ des Kaposi-Sarkoms.

- klassisches/sporadisches Kaposi-Sarkom:
  Hier stehen Kompressionsverbände zur Beseitigung des Lymphstaus im Vordergrund. Gegebenenfalls können die Geschwülste herausgeschnitten werden, häufig neigen sie jedoch zum Wiederauftreten. Alternativ sind Bestrahlungstherapien mit Röntgenweichstrahlen oder schnellen Elektronen möglich. Bei raschem Fortschritt des Kaposi-Sarkoms mit Auftreten an vielen Stellen gleichzeitig kann ggf. eine Chemotherapie (z. B. liposomales Doxorubicin) in Frage kommen.

- HIV-assoziiertes/epidemisches Kaposi-Sarkom:
  Bei ausschließlichem Hautbefall mit weniger als 10 Herden empfiehlt sich das Abdecken der Kaposi-Sarkome insbesondere bei kosmetisch störenden Veränderungen und fehlendem Therapiewunsch des Patienten. Eine Lasertherapie kommt nur bei kleinen, fleckartigen Geschwülsten in Frage. Eine Kryochirurgie (offenes Sprayverfahren) ist ebenfalls nur bei fleckförmigen Kaposi-Sarkomen geeignet, darf aber nicht an den Fußsohlen oder im Genitalbereich eingesetzt werden. Weiterhin sind Röntgen- oder Kobalt-Bestrahlungen, Bestrahlungen mit schnellen Elektronen, Einspritzen von Interferon oder Zellgiften (Zytostatika) in die Kaposi-Sarkome möglich. Bei generalisiertem Befall können Interferon oder Zytostatika nicht nur örtlich, sondern auch systemisch eingesetzt werden.

Insbesondere nach dem Einsatz einer antiretroviralen Therapie zur Therapie der Grunderkrankung (HIV) wurde die Rückbildung der Kaposi-Sarkome beschrieben. Welche Therapie im Einzelfall die richtige ist, kann nur der behandelnde, erfahrene Hautarzt festlegen.

9.5 Hämangioperizytom der Haut

Was ist das Hämangioperizytom der Haut?

Das Hämangioperizytom ist eine fakultativ bösartige, von den sog. Perizyten (die Gefäßwand von außen stützenden Bindegewebszellen) ausgehende Geschwulst. In der Regel sind Menschen vor dem 4. Lebensjahrzehnt betroffen. Die Geschwülste finden sich meist in der Kopf-Hals-Region, am Bauch oder an den Oberschenkeln.

Wie sieht das Hämangioperizytom aus?

Man sieht eine umschriebene, 0,5–2 cm große, gelegentlich schmerzhafte Geschwulst in der Haut oder Unterhaut, ggf. auch in der Muskulatur, an den die Muskulatur umgebenden Bindegewebshüllen oder im Retroperitonealraum (Teil der Bauchhöhle, der hinter dem Bauchfell (= Peritoneum) liegt und nicht von Bauchfell umschlossen wird).

Welche Therapie ist die richtige?

Die Therapie der Wahl ist die operative Entfernung der Geschwulst mit ausreichendem Sicherheitsabstand. Bei einem Wiederauftreten der Geschwulst nach vorausgehender Entfernung (Rezidiv) muss ggf. eine Amputation erwogen werden. In jedem Fall ist eine sorgfältige und engmaschige Nachsorge unverzichtbar. Die Wirksamkeit einer Strahlen- oder Chemotherapie wird sehr unterschiedlich beurteilt.

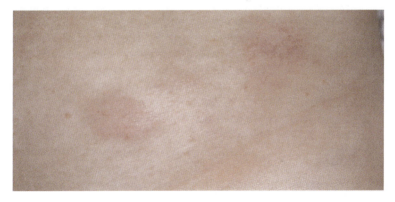

Abbildung 9.3: Tief in der Haut gelegene, derbe, plattenartige Infiltrate eines Hämangioperizytoms

10 Maligne Tumore der Hautanhangsgebilde (Adnextumore)

Was sind Adnextumore der Haut?

Unter Adnextumoren versteht man jene Geschwülste, die von den Anhangsgebilden der Haut, d.h. den Haarfollikeln, Talg- und Schweißdrüsen ausgehen. Sie sind außerordentlich vielfältig. Im Gegensatz zu ihrer feingeweblichen Vielfältigkeit besitzen viele dieser Geschwülste jedoch keine typischen klinischen Merkmale. Die Diagnose kann daher oft nur rückblickend gestellt werden. Die meisten Adnextumoren sind gutartig oder nur wenig aggressiv.

10.1 Mikrozystisches Adnexkarzinom

Was ist das mikrozystische Adnexkarzinom?

Es handelt sich dabei um eine seltene, bösartige, jedoch gut differenzierte Geschwulst ausgehend von den freien, nicht an die Haarfollikel gebundenen (ekkrinen) Schweißdrüsen, v.a. im Gesichtsbereich. Das mikrozystische Adnexkarzinom wächst zwar sehr langsam, jedoch örtlich sehr aggressiv mit hoher Neigung zum erneuten Auftreten nach vorausgegangener Entfernung (Rezidiv).
Die ursächliche Entstehung der Geschwulst ist bisher nicht eindeutig geklärt, es werden jedoch Fälle beschrieben, in denen ein Zusammenhang zu einer vorausgegangenen Bestrahlungstherapie vermutet wird. Meist sind Menschen jenseits des 6. Lebensjahrzehnts von dieser Geschwulst betroffen, grundsätzlich ist jedoch ein Auftreten in jedem Alter möglich.

Wie erkennt man das mikrozystische Adnexkarzinom?

Man findet einen gelblichen, derben Knoten oder eine Platte mit schwer abgrenzbaren Rändern und oberflächlich sichtbaren Gefäßerweiterungen. Die betroffene Haut erscheint normal, nur gelegentlich hat sie einen ausgedünnten oder bindegewebig vermehrten Aspekt. Häufig wächst das mikrozystische Adnexkarzinom nicht aus der Haut heraus, sondern nach innen (endophytisches Wachstum). In einigen Fällen treten Sensibilitätsstörungen, Missempfindungen oder Schmerzen im betroffenen Bereich auf. Ausgehend von den Schweißdrüsen können das darunter liegende Fettgewebe, die Muskulatur oder der Knochen von der Geschwulst durchsetzt werden.

Wie sieht die Therapie des mikrozystischen Adnexkarzinoms aus?

Therapie der Wahl ist auch hier das vollständige Herausschneiden (Exzision) mit bis zu 3 cm Sicherheitsabstand (sofern im Gesicht möglich). Um die größtmögliche Sicherheit einer vollständigen Entfernung zu erreichen, sollte auch hier wie beim Basalzellkarzinom (→ s. Kapitel 3) die mikroskopisch kontrollierte Chirurgie (MKC) zur Anwendung kommen, da eine Abgrenzung der Geschwulst zur Umgebung hin mit bloßem Auge nicht sicher vorzunehmen ist. Nach der erfolgreichen chirurgischen Behandlung ist eine lange Nachbeobachtungsdauer unumgänglich angesichts der hohen Wiederauftretensquote. Alternativ zur chirurgischen Therapie können auch Bestrahlungstherapien mit Telekobalt oder schnellen Elektronen angewandt werden.

[!]   Merke!
Das mikrozystische Adnexkarzinom sollte mit ausreichendem Sicherheitsabstand komplett herausgeschnitten werden.

Wie sieht die Prognose des mikrozystischen Adnexkarzinoms aus?

Auf das Überleben hat das mikrozystische Adnexkarzinom keinen Einfluss, da es in der Regel keine Absiedelungen setzt. Es bleibt auf den Ort seines Auftretens beschränkt, kann dort jedoch sehr zerstörerisch mit weitreichenden Ausläufern in die Umgebung wachsen und damit (unter Berücksichtigung der Lokalisation: Gesicht) zu einer erheblichen Einschränkung der Lebensqualität führen.

10.2 Adenoid-zystisches Karzinom

Was ist das adenoid-zystische Karzinom?

Es handelt sich um eine sehr seltene Geschwulst als Variante eines Schweißdrüsen-Karzinoms. Es entstehen plattenartige, derbe Infiltrate, meist mit Gefäßerweiterungen. Betroffen sind sowohl Männer als auch Frauen ab dem mittleren Lebensalter.

An welchen Stellen tritt das adenoid-zystische Karzinom auf?

Das adenoid-zystische Karzinom findet sich vor allem im Kopfbereich, nur selten am Rumpf. Ein örtliches Wiederauftreten ist häufig (50 %), eine Absiedelung dagegen nur selten.

Wie wird die Diagnose gestellt?

Die Diagnose wird in Zusammenschau von Anamnese, klinischem Befund und feingeweblicher Untersuchung nach tiefer Messerbiopsie gestellt.

Wie sieht die Therapie des adenoid-zystischen Karzinoms aus?

Therapie der Wahl ist das vollständige Herausschneiden der Geschwulst. Auch hier sollte eine sorgfältige feingewebliche Untersuchung erfolgen unter besonderer Berücksichtigung der Schnittränder.

Wie sehen die weitere Behandlung und Prognose aus?

Nach einer vollständigen operativen Entfernung sollte eine Nachsorge durch einen erfahrenen Hautarzt alle 6 Monate erfolgen. Dabei ist besonders auf ein Wiederauftreten der Geschwulst an gleicher Stelle zu achten. Die Prognose ist gut, da eine Fernabsiedelung nur selten ist.

10.3 Mammärer Morbus Paget

Was ist der Mb. Paget?

Der Mb. Paget, heute eher Paget-Karzinom genannt, ist ein in den Gängen liegendes Karzinom der Milchausführungsgänge. Es durchsetzt die Oberhaut im Bereich der Brustwarze und führt dort zu einem ekzemähnlichen Bild. Früher wurde der Mb. Paget zu den Präkanzerosen gerechnet. Das hat sich im Laufe der Zeit jedoch als falsch erwiesen, da die an der Haut sichtbaren Veränderungen lediglich die Spitze des Eisbergs darstellen. Der Hauptteil des Karzinoms liegt verzweigt im Milchgangsystem.

Wie erkenne ich das Paget-Karzinom?

Man sieht einen scharf und unregelmäßig begrenzten, rötlichen, leicht schuppenden Bezirk an der Brustwarze. In der Regel haben die Betroffenen keine subjektiven Beschwerden wie Schmerzen oder Juckreiz. Erst beim Tasten ist zu erahnen, dass unter der Hautveränderung ein Tumorknoten liegt.

Wie sollte die Therapie beim Mb. Paget aussehen?

Therapie der Wahl ist die vollständige Exzision der Geschwulst inklusive der tiefer liegenden Anteile in den Milchgängen, ggf. muss die Brust auf der entsprechenden Seite entfernt werden. Bei ausgedehntem Befund muss auf der betroffenen Seite zusätzlich zur Brustentfernung auch eine Ausräumung der Lymphknoten der Achselhöhle erfolgen. Eventuell

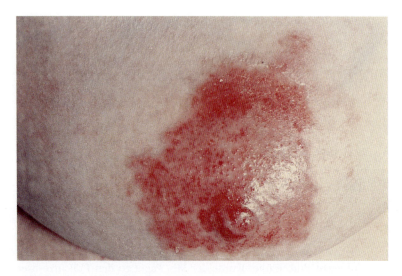

Abbildung 10.1: Über den Warzenhof hinausgehender flächiger Bezirk
der Haut

© Springer-Verlag Berlin, Heidelberg (2005) P. Altmeyer, M. Bacharach-Buhles
(2002) Springer Enzyklopädie Dermatologie, Allergologie, Umweltmedizin

sind auch Bestrahlungen im Bereich des Lymphabflussgebiets oder anschließende Chemotherapien notwendig.

Sind nur Frauen vom Paget-Karzinom betroffen?

Vom Paget-Karzinom sind v. a. Frauen jenseits des 40. Lebensjahres betroffen, ein Auftreten beim Mann ist jedoch nicht ganz auszuschließen.

[!] Merke!
Paget-Karzinome betreffen v.a. Frauen, können aber grundsätzlich auch
beim Mann auftreten.

10.4 Extramammärer Morbus Paget

Kann der Mb. Paget auch an anderen Stellen als an der Brust vorkommen?

Es gibt die seltene Form des sog. extramammären Mb. Paget, der in Körperregionen mit an die Haarfollikel gebundenen Schweißdrüsen (apokrinen Schweißdrüsen) vorkommen kann (Anal-, Genital, Achsel- und Nabelregion). In 15% der Fälle findet man diese bösartige Geschwulst auch im Bereich innerer Organe (z. B. Darm, Blase, Prostata, Gebärmutterhals oder Harnröhre). Hier muss dann ein Absiedelungsprozess (Metastasierung) angenommen werden. Auch der extramammäre Mb. Paget betrifft v. a. Frauen.

Wie sieht der extramammäre Mb. Paget aus?

Typisch ist eine scharf begrenzte, meist nicht symmetrische, runde, manchmal randbetonte, häufig oberflächlich verletzte Hautveränderung. Eventuell können Juckreiz oder Schmerzen auftreten.

Wie wird die Diagnose des extramammären Mb. Paget gestellt?

Klinisch kann nur der erfahrene Hautarzt die Verdachtsdiagnose stellen, eine exakte Abklärung kann nur mit Hilfe einer feingeweblichen Untersuchung erfolgen. Dazu sollte aus dem Zentrum der verdächtigen Hautveränderung eine Stanzprobe entnommen werden.

Wie sollte die Therapie des extramammären Mb. Paget aussehen?

Auch hier ist das vollständige Herausschneiden mit einem Sicherheitsabstand von 1 cm Therapie der Wahl. Der große Sicherheitsabstand ist notwendig, da Paget-Zellen in der feingeweblichen Untersuchung auch außerhalb der klinisch gesunden Zonen beobachtet werden. Bei ausgedehnten Geschwülsten oder in schwierigen Lokalisationen sollte der

Defekt bis zum Erhalt einer abschließenden feingeweblichen Untersuchung offen gelassen, d.h. noch nicht abschließend mittels Fäden verschlossen werden. Erst wenn der Histologe Tumorfreiheit in den Randbereichen bescheinigt, d.h. sich keine weiteren bösartigen Zellen nachweisen lassen, sollte der Defekt abschließend versorgt werden.

Was sind Lymphome?

Der Begriff Lymphom bezeichnet zunächst nur eine Schwellung/Vergrößerung eines Lymphknotens oder eine Vermehrung bestimmter Abwehrzellen, der Lymphozyten. Solch eine Vergrößerung oder Zellvermehrung kann als gutartig oder bösartig eingestuft werden. Eine gutartige Vermehrung oder Gewebswucherung bleibt auf ihr Ursprungsgewebe begrenzt, eine bösartige Vermehrung greift unkontrolliert auf umliegende Organe oder Gewebe über und kann auch Tochtergeschwülste, also Absiedelungen dieser bösartigen Zellen in anderen Körpergebieten oder Organsystemen, bilden.

Lymphome können sowohl von den lymphatischen Organen (Knochenmark, Lymphknoten, Milz etc.) ihren Ausgang nehmen als auch aus den in der Haut existierenden Abwehrzellen hervorgehen.

Welche Lymphomformen gibt es an der menschlichen Haut?

Entsprechend der modernen Klassifikationen unterscheidet man bei den Lymphomen sog. Hodgkin- und Non-Hodgkin-Lymphome. Letztere werden weiter in B- und T-Zell-Lymphome geteilt. An der Haut findet man fast ausschließlich Non-Hodgkin-Lymphome.

Ich habe gehört, man unterscheidet zwischen primären und sekundären Lymphomen der Haut?

Den soliden Geschwülsten entsprechend unterscheidet man auch bei den Lymphomen primäre (sich in der Haut entwickelnde) und sekundäre (abgesiedelte) Lymphome der Haut. Die oben genannte Klassifikation der Hautlymphome bezieht sich auf die sich in der Haut entwickelnden (primären) Lymphome.

Tabelle 11.1: EORTC-Klassifikation der Hautlymphome (1997)

T-Zell-Lymphome

Niedrig-aggressive T-Zell-Lymphome
- Mycosis fungoides
- Mycosis fungoides mit follikulärer Muzinose
- Pagetoide Retikulose
- CD30+ großzelliges kutanes T-Zell-Lymphom mit Subtypen
- Lymphomatoide Papulose

Aggressive T-Zell-Lymphome
- Sezary-Syndrom
- CD30-großzelliges kutanes T-Zell-Lymphom mit Subtypen

Derzeit nicht einordbare Entitäten
- Granulomatosus slack skin
- Kutanes T-Zell-Lymphom, pleomorph, kleine/mittelgroße Zellen
- Subkutanes Pannikulitis-ähnliches T-Zell-Lymphom

B-Zell-Lymphome

Niedrig-aggressive B-Zell-Lymphome
- Follikuläres Keimzentrumslymphom
- Immunozytom
- (Marginalzonen B-Zell-Lymphom)

Intermediär-aggressive B-Zell-Lymphome
- Großzelliges B-Zell-Lymphom des Beines

Derzeit nicht einordbare Entitäten
- Intravaskuläres B-Zell-Lymphom
- Plasmozytom

Welche diagnostischen Schritte sind notwendig, um ein Hautlymphom festzustellen?

Zur richtigen Einordnung der Hautlymphome braucht man neben Anamnese und Klinik:

- Laboruntersuchungen: Blutbild, Lymphozytendifferenzierung und Reifzellmarker der Lymphozyten, Elektropherese, Immunglobuline, Serum-IL-2R
- Bildgebende Verfahren: Abdomen-/Thorax-CT, Sonographie der Lymphknoten
- Feingewebliche Untersuchung mit speziellen Markierungsverfahren
- Knochenmarksuntersuchung
- ggf. molekularbiologische Untersuchungen (Gen-Rearrangement, Gen-Translokation)

11.1 Mycosis fungoides

Was ist die Mycosis fungoides?

Die Mycosis fungoides gehört zu den sog. kutanen T-Zell-Lymphomen. Sie ist eine chronisch fortschreitende, in Stadien ablaufende Erkrankung. Ursprung der Zellvermehrung sind eine Untergruppe der weißen Blutkörperchen, die CD4-positiven Zellen (T-Helfer-Zellen), hier insbesondere die sog. TH2-Zellen. Neben der klassischen Form der Mycosis fungoides gibt es einige Sonderformen.

Ist die Mycosis fungoides eine häufige Erkrankung?

Statistisch gesehen erkranken pro Jahr 0,4–0,5 pro 100.000 Einwohner neu. Männer sind ein- bis zweimal häufiger betroffen als Frauen.

Wen betrifft die Mycosis fungoides vor allem?

Besonders sind Menschen zwischen dem 5. und 7. Lebensjahrzehnt betroffen. Nur ganz selten sieht man die Mycosis fungoides im Kindesalter. Am häufigsten finden sich Veränderungen an Rumpf und Oberschenkel, aber auch Oberarme, Gesicht und Kapillitium können betroffen sein. In Spätstadien kann die gesamte Hautoberfläche befallen sein.

Mein Arzt sprach von einem stadienhaften Verlauf der Erkrankung. Was kann man darunter verstehen?

Insgesamt stellt die Mycosis fungoides ein klinisch vielgestaltiges und variables Bild dar. Die Zeit zwischen dem Auftreten erster Beschwerden und Diagnosestellung liegt angesichts der anfänglich oft uncharakteristischen Veränderungen im Mittel bei 4,2 Jahren.

Über Jahre stehen Hauterscheinungen im Vordergrund. Beteiligungen von Lymphknoten und inneren Organen sind erst nach längerem klinischem Verlauf nachweisbar.

Der klinische Verlauf der Mycosis fungoides wird in 3 Stadien eingeteilt, die allgemein hintereinander, aber auch nebeneinander ablaufen können:

- Initialstadium (prämykosides Stadium) (»patch stage«):
  Hier findet man scharf begrenzte, großflächige (4–20 cm), nach den Spaltlinien der Haut ausgerichtete flächigen Rötungen. Das klinische

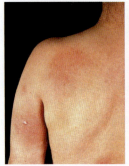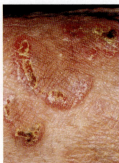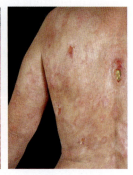

Abbildung 11.1: Die Stadien der Mycosis fungoides von links nach rechts: Patch – Plaque – Tumor

Bild ist wenig charakteristisch. Man sieht rötliche, urtikarielle, schuppenflechteartige oder ekzemähnliche Hautausschläge mit mäßigem oder fehlendem Juckreiz.

- Plaquestadium (»plaque stage«):
Verdachtszeichen einer bevorstehenden Tumorprogression ist eine zunehmende, stärkere Entzündlichkeit der Rötungen und die zunehmende plattenartige Konsistenzvermehrung. Die einzelnen Herde breiten sich aus und laufen zusammen. Statt flächigen Rötungen treten vermehrt Plaques mit Schuppung oder Krusten auf. Der Juckreiz und die Schuppung nehmen zu. Lymphknotenschwellungen sind möglich, jedoch meist unspezifisch. In diesem Krankheitsstadium wird die Mycosis fungoides vom Patienten zunehmend als Erkrankung wahrgenommen.

- Tumorstadium (»tumor stage«):
Es entstehen Knoten in der betroffenen Haut mit Tendenz zum Aufbrechen der Oberfläche (Ulzeration). Der Juckreiz wird beinahe unerträglich. Es treten zunehmend Lymphknotenschwellungen auf. Zusätzlich können auch Leber und Milz, seltener auch Lunge, Magen-Darm-Trakt oder das Zentrale Nervensystem betroffen sein. Das Allgemeinbefinden ist erheblich gestört, es treten gehäuft bakterielle und virale Infekte als Zeichen der geschwächten Immunabwehr auf.

Wie sieht die TNM-Klassifikation der kutanen T-Zell-Lymphome aus?

Die TNM-Klassifikation wertet wie auch bei anderen Geschwülsten der Haut den Hautbefund (T), die Lymphknoten (L) und den Befall innerer Organe (M). Zusätzlich wird bei den Lymphomen auch die Aussaat bösartiger Zellen in das periphere Blut berücksichtigt (B).

Sind bei der Mycosis fungoides auch die Schleimhäute betroffen?

Eine Beteiligung der Schleimhäute ist in jeder Phase der Erkrankung möglich. Insbesondere sind Mundschleimhaut, Zunge, Tonsillen, Nasenhöhlen oder Pharynx betroffen.

Tabelle 11.2: TNM-Klassifikation der kutanen T-Zell-Lymphome

T (Haut)

T1 begrenzter Hautbefall mit Plaques (kleiner 10 % KO)
T2 generalisierte Plaques
T3 kutane Tumoren
T4 generalisierte Erythrodermie

N (Lymphknoten)

N0 keine Lymphknotenvergrößerung, histologisch ohne Befall
N1 Lymphknotenvergrößerungen, histologisch ohne Befall
N2 keine Lymphknotenvergrößerungen, aber histologisch befallen
N3 Lymphknotenvergrößerungen mit histologischem Befall

M (Viszerale Organe)

M0 kein Organbefall
M1 Organbefall

B (Blutbefall)

B0 keine Leukämie (keine Sezary Zellen)
B1 Leukämie nachgewiesen (Sezary Zellen im peripheren Blut)

Stadium I	begrenzte (IA) oder generalisierte Plaques (IB) (T1 N0 M0 oder T2 N0 M0)
Stadium II	begrenzte oder generalisierte Plaques mit Lymphknotenvergrößerungen (IIA) oder kutane Tumoren mit/ohne Lymphknotenvergrößerungen (IIB), histologisch ohne Lymphknotenbefall oder Organbefall (T1–2 N1 M0 oder T3 N0–1 M0)
Stadium III	generalisierte Erythrodermie mit/ohne Lymphadenopathie, kein histologischer Befall von Lymphknoten oder Organen (T4 N0–1 M0)
Stadium IV	histologischer Befall von Lymphknoten (IVA) oder Organen (IVB) (T1–4 N2–3 M0 = IVA oder T1–4 N0–3 M1 = IVB)

Nachweis von Lymphomzellen im Blut nicht vorhanden (B0) oder vorhanden (B1), die Beurteilung geht aber in die endgültige Stadieneinteilung nicht ein

Welche diagnostischen Schritte sind notwendig, um die Diagnose der Mycosis fungoides zu stellen?

Die Diagnose der Mycosis fungoides wird in der Regel klinisch gestellt. Neben der routinemäßig durchgeführten Labor- und Organanalyse erfolgt die Diagnosesicherung und das Tumorstaging durch histologische, immunhistologische, molekularbiologische und bildgebende radiologische und sonographische Untersuchungen.

Im Bereich des peripheren Blutes (Blutbild) sieht man häufig eine Verminderung der Lymphozyten und eine Vermehrung der Eosinophilen, beides Untergruppen der weißen Blutkörperchen. Zusätzlich sollte eine Bestimmung der Reifezellmarker der Lymphozyten erfolgen. Eine Hautbiopsie mit speziellen Zusatzuntersuchungen (T-Zell-Rezeptor-Rearrangement) kann zusätzliche Informationen liefern.

Zum Ausschluss einer Systembeteiligung sollten auch verdächtig erscheinende Lymphknoten sowie eine Knochenmarksbiopsie untersucht werden. Eine Röntgenuntersuchung der Lunge sowie eine Ultraschalluntersuchung der Lymphknoten erlaubt eine grobe Abschätzung des Status viszeraler Organe.

Wie ist die Prognose der Mycosis fungoides einzuschätzen?

Die Erkrankung verläuft stadienhaft über Jahre bis Jahrzehnte. Die Dauer des Vorläuferstadiums (prämykosiden Stadiums) liegt zwischen 5 und mehr als 20 Jahren. Rückbildungen und Rezidive sind möglich. Die statistisch berechneten Überlebensraten liegen zwischen 66 % (5-JÜR) und 43 % (10-JÜR). Die mittlere Überlebensrate aller Stadien liegt bei etwa 11 Jahren.

Wie erfolgt die Therapie bei der Mycosis fungoides?

Die Therapie orientiert sich am aktuellen Krankheitsstadium. Therapeutische Routineprogramme liegen nicht vor. Aggressive Therapiemodalitäten in den Anfangsstadien der Erkrankung haben sich nicht bewährt. Es besteht die Gefahr der Beschleunigung des Tumorwachstums durch Selektion besonders aggressiver bösartiger Zellen. Somit wird von den

meisten dermatologischen Zentren das beobachtende Konzept des
»watchful waitings« zurecht verfolgt. Zu unterscheiden sind lokale und
systemische Maßnahmen, die miteinander kombiniert werden können.
Grundsätzlich kommen folgende Therapiemodalitäten in Betracht:

- Kortisonpräparate äußerlich oder systemisch
- Klimatherapie
- verschiedene Lichttherapien z. B. UVB; SUP; PUVA
- Interferon-α als Monotherapie oder in Kombinationen
- Retinoide in Kombinationen
- Chemotherapeutika extern oder systemisch
- extrakorporale Photopherese
- radiologische Therapieverfahren (Röntgentherapie, Bestrahlung mit
  schnellen Elektronen)

[!] Merke!
In den Anfangsstadien der Mycosis fungoides sollte eine möglichst »sanf-
te« Therapie gewählt werden. Der frühe Einsatz aggressiver Behandlungs-
methoden kann die Geschwulstausbreitung beschleunigen.

11.2 Sezary-Syndrom

Was ist das Sezary-Syndrom?

Das Sezary-Syndrom ist gekennzeichnet durch eine Rötung des gesamten Körpers sowie durch Vorhandensein von Lymphomzellen im peripheren Blut. Man findet außerdem Lymphknotenschwellungen und ggf.
auch ein Einwandern der Lymphozyten in die Haut sowie ins Knochenmark.

Wer ist vor allem vom Sezary-Syndrom betroffen?

Das Sezary-Syndrom betrifft Männer häufiger als Frauen. Der Altersgipfel der Erkrankung liegt in der 5. bis 7. Lebensdekade.

Was ist die Ursache für die Entstehung des Sezary-Syndroms?

Die Ursache und der Auslöser sind bisher unbekannt. Es gibt Theorien, dass es sich um die Ganzkörper-Variante der Mycosis fungoides handelt.

Wie sieht das klinische Bild des Sezary-Syndroms aus?

Zunächst sieht man großflächige, wenig charakteristische, schuppende und juckende Rötungen der Haut. Im Verlauf kommt es relativ rasch zur Ausbreitung auf den gesamten Körper (Erythrodermie) mit lederartig infiltrierter, zur diffusen Pigmentierung neigender, braun-roter (Melanoerythrodermie), zeitweise auch diffus nässender Haut. An den Hand- und Fußinnenflächen fallen deutliche Hornhautverdickungen (Hyperkeratosen) auf. Weiterhin kommt es zu diffusem Haarverlust, Nagelwachstumsstörungen und starkem Juckreiz. Man findet generalisiert auftretende, deutlich vergrößerte, hautnahe Lymphknoten (in Frühstadium der Erkrankung: unspezifische Lymphknotenschwellungen, später spezifischer Befall). Klinisch charakteristisch sind scharf abgesetzte Bezirke gesunder Haut in geröteter Umgebung (Nappes claires).

Welche diagnostischen Schritte ermöglichen die Diagnose des Sezary-Syndroms?

Wie auch für die Diagnose der übrigen Lymphome braucht man:

- Blutbild: Leukozytose, relative Lymphozytose, Lutzner-Zellen
- PCR: T-Zellrezeptor-Gen-Rearrangement (diagnostisch wichtig, aber nicht beweisend; Nachweis der Monoklonalität der β- oder γ-Kette)
- Lymphozytendifferenzierung und Reifezellmarker der Lymphozyten
- Lymphknotendiagnostik: Ultraschall-Untersuchung hautnaher Lymphknoten; ggf. Lymphknotenbiopsie und feingewebliche Diagnostik
- Knochenmarksbiopsie

Was sind die Lutzner-Zellen?

Bei den Lutzner-Zellen handelt es sich um atypische lymphozytenähnliche Zellen, die Charakteristika der T-Zellen aufweisen. Die Lutzner-Zellen findet man sowohl beim kutanen T-Zell-Lymphom als auch bei verschiedenen entzündlichen Hauterkrankungen.

Wie sieht die Therapie des Sezary-Syndroms aus?

Die Therapie des Sezary-Syndrom unterscheidet sich eigentlich nicht von der der Mycosis fungoides (→ s. Kapitel 11.1)

Wie ist die Prognose des Sezary-Syndroms einzuschätzen?

Die statistische durchschnittliche Überlebenszeit beim Sezary-Syndrom beträgt 3–5 Jahre. Der individuelle Verlauf ist sehr variabel.

11.3 Pagetoide Retikulose

Was ist die pagetoide Retikulose?

Es handelt sich um eine sehr seltene Variante (< 1 % aller Hautlymphome) der Mycosis fungoides mit stark ausgeprägter Durchsetzung der Oberhaut mit bösartigen Zellen (Epidermotropismus). Man unterscheidet einen örtlich begrenzten (lokalisierten) und einen ausgesäten (disseminierten) Typ. Die Erkrankung kann sich in jeder Altersgruppe manifestieren. Es gibt keine Geschlechtsbevorzugung. Die pagetoide Retikulose findet sich v. a. an den unteren Teilen der Arme und Beine.

Klinisch sieht man beim lokalisierten Typ (Woringer-Kolopp) zunächst eine umschriebene, meist ohne weitere Beschwerden bestehende, scharf begrenzte, mäßig intensive Rötung der Haut mit unterschiedlicher Schuppung. Die Wachstumstendenz ist nur sehr gering ausgeprägt, und es kommt erst im Laufe von Jahren zur zunehmenden Infiltration der Hautveränderung mit Ausbildung einer scheibenförmigen, langsam wachsenden, schuppenden, evtl. auch hyperkeratotischen plattenartigen

Struktur. Bei langer Bestanddauer können auch flächige oberflächliche Verletzungen und Geschwürbildung hinzukommen.

Der disseminierte Typ (Ketron und Goodman) findet sich v. a. bei älteren Männern. Es zeigen sich verteilt vorkommende, gerötete, rasch wachsende, schuppende plattenartige Strukturen mit Neigung zur Generalisation.

Im Gegensatz zur Mycosis fungoides fehlt jedoch eine Beteiligung der inneren Organe. Die Lebenserwartung wird durch die pagetoide Retikulose normalerweise nicht eingeschränkt. In seltenen Fällen sind Übergänge in ein klassisches kutanes T-Zell-Lymphom möglich.

Wie sieht die Therapie der pagetoiden Retikulose aus?

Bei einzelnen Herden kann eine großzügige Exzision angedacht werden. Alternativ kommen eine selektive PUVA-Bad-Therapie (viermal/Woche) oder Röntgen- bzw. Elektronenbestrahlung in Frage. Bei disseminierten Herden erfolgt die Therapie wie die der Mycosis fungoides.

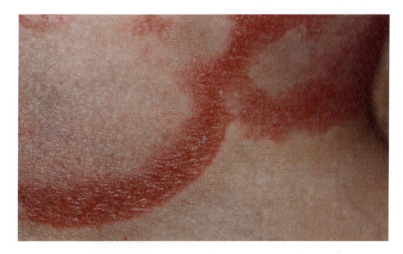

Abbildung 11.2: Pagetoide Retikulose – seit Jahren bestehende, langsam wandernde, bogig begrenzte Infiltrate am Stamm

11.4 Andere Non-Hodgkin-Lymphome der Haut

Was sind CD30+ großzellige T-Zell-Lymphome?

CD30+ T-Zell-Lymphome der Haut bestehen aus einer bestimmten Untergruppe bösartig veränderter weißer Blutkörperchen, die in mehr als 75 % der Fälle auf ihrer Zelloberfläche den Marker CD30 tragen. CD30+ T-Zell-Lymphome der Haut betreffen v. a. Erwachsene. Meist findet man einen einzeln stehenden, selten gruppiert angeordnete Knoten mit der Neigung zu Geschwürbildungen. Die Diagnose wird anhand des klinischen Befundes und der feingeweblichen Untersuchung gestellt. Zusätzlich ist, wie bei allen anderen Lymphomen auch weitere Ausbreitungsdiagnostik (Röntgen der Lunge, Ultraschall von Bauch und Lymphknoten, Blutuntersuchungen) notwendig, um einschätzen zu können, ob das Lymphom auf die Haut begrenzt oder bereits systemisch geworden ist, d. h. andere Organe mit einbezieht.

Wie sieht die Therapie der CD30+ kutanen T-Zell-Lymphome aus?

Liegt eine einzelne bösartige Geschwulst vor, so sollte diese herausgeschnitten und/oder mit einer Strahlentherapie angegangen werden. Bei einem Auftreten an mehreren Stellen kommen Strahlen- und/oder Chemotherapie in Betracht.

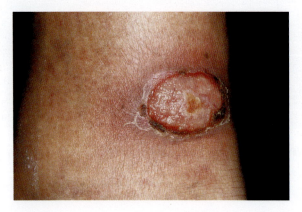

Abbildung 11.3:
Einzelner Knoten eines CD30+ kutanen T-Zell-Lymphoms

© Springer-Verlag Berlin, Heidelberg (2005) P. Altmeyer, M. Bacharach-Buhles (2002) Springer Enzyklopädie Dermatologie, Allergologie, Umweltmedizin

Wie ist die Prognose der CD30+ kutanen T-Zell-Lymphome?

Im Gegensatz zu den CD30-großzelligen T-Zell-Lymphomen ist die Prognose eher günstig einzuschätzen. Die 5-Jahres-Überlebensrate liegt bei über 90 %.

Was ist das CD30-kutane T-Zell-Lymphom?

Im Gegensatz zum CD30+ kutanen T-Zell-Lymphom besteht das CD30-kutane T-Zell-Lymphom aus einer bösartig veränderten Gruppe weißer Blutkörperchen, die den Marker CD30 gar nicht oder kaum auf ihrer Oberfläche ausbilden. Sie haben kein klinisch eindeutiges Bild. Es finden sich einzeln stehende, aber auch gruppiert oder über den Körper verteilt auftretende rote oder rot-braune Platten, Knoten oder Geschwülste mit rasch zunehmendem Größenwachstum.

Wie sieht die Therapie der CD30-kutanen T-Zell-Lymphome aus?

Da die CD30-kutanen T-Zell-Lymphome eine deutlich schlechtere Prognose haben, sollte hier schon frühzeitig eine Chemotherapie zum Einsatz kommen. Zusätzlich können Bestrahlungen angewandt werden.

Was ist die lymphomatoide Papulose?

Bei der lymphomatoiden Papulose handelt es sich um eine zunächst gutartige Vermehrung aktivierter T-Zellen (Untergruppe der weißen Blutkörperchen), die aber die Möglichkeit haben, in ein bösartiges Geschehen überzugehen. In der feingeweblichen Untersuchung weist die lymphomatoide Papulose häufig schon Kriterien der Bösartigkeit auf. Der Verlauf der Erkrankung ist jedoch eher gutartig mit einem schubweisen Verlauf über Jahre. Die lymphomatoide Papulose betrifft v.a. Männer des mittleren Lebensalters.

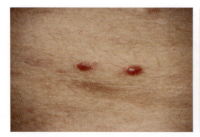 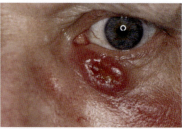

Abbildung 11.4: Typische Hautveränderungen einer lymphomatoiden Papulose

© Springer-Verlag Berlin, Heidelberg (2005) P. Altmeyer, M. Bacharach-Buhles
(2002) Springer Enzyklopädie Dermatologie, Allergologie, Umweltmedizin

Wie erkennt man die lymphomatoide Papulose?

Meist entstehen am Rumpf, am Gesäß, selten auch an den Händen oder
in der Mundhöhle mehrere, selten mehr als 5 entzündlich gerötete,
schmerzlose Knötchen, später auch Schuppung und Rückbildungen mit
Zerfall. Juckreiz und die Ausbildung dunkel pigmentierter Narben ist
möglich.

Wie sehen die Therapie und Prognose der lymphomatoiden Papulose aus?

Die Prognose ist in der Regel gut, ein Verlauf mit mehreren Schüben
über Jahre ist jedoch möglich. Übergänge in ein bösartiges Lymphom
der Haut sind nur in 10–20 % der Fälle beschrieben. Die Therapie ist daher eher zurückhaltend. Es kommen mittelstark wirkende Kortisonpräparate äußerlich zum Einsatz. Alternativ können Lichttherapien evtl.
auch in Kombination mit Vitamin-A-Säure-Präparaten zur Anwendung
kommen. Bei Nichtansprechen kann eine Kombination aus einer Licht-
therapie mit einer Immunmodulation versucht werden.
Trotz dem eher gutartigen Verlauf empfehlen sich regelmäßige Kontrolluntersuchungen bei einem erfahrenen Hautarzt, ggf. sind auch mehr-
fach Hautproben erforderlich, um frühestmöglich einen Übergang in
ein bösartiges Lymphom der Haut zu erkennen.

[!] Merke!
In nur 10–20 % der Fälle geht die lymphomatoide Papulose in ein bösartiges Lymphom über, dennoch sollten regelmäßige Untersuchungen des Patienten erfolgen, um eine mögliche bösartige Umwandlung frühzeitig zu erkennen.

Welche Bedeutung haben die B-Zell-Lymphome der Haut?

Die B-Zell-Lymphome der Haut entstehen ebenfalls aus einer Untergruppe der weißen Blutkörperchen, den B-Zellen. Die Einteilung der B-Zell-Lymphome erfolgt entsprechend ihrer Bösartigkeit in geringe oder mittlere Bösartigkeit oder entsprechend ihrer Entstehung in primär (Lymphom an der Haut ist die einzige Stelle der Erkrankung) oder sekundär (Lymphom in der Haut als Folge einer an den anderen Organen liegenden Entstehung).

Wie sieht das kutane B-Zell-Lymphom aus?

In zwei Drittel der Fälle findet man zunächst einen reinen Hautbefall ohne eine Beteiligung anderer Organe. An der Haut sieht man eine bräunliche oder livid-rote, manchmal auch hautfarbene, in der Haut oder unter der Haut liegende Geschwulst. Begleitend können uncharak-

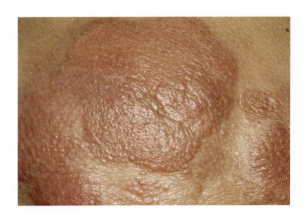

Abbildung 11.5:
B-Zell-Lymphom
der Haut

© Springer-Verlag
Berlin, Heidelberg
(2005) P. Altmeyer,
M. Bacharach-Buhles
(2002) Springer
Enzyklopädie
Dermatologie,
Allergologie,
Umweltmedizin

teristische Veränderungen der Haut wie Rötung, Ekzembildung, Pigmentablagerungen, Juckreiz, Knötchen oder Platten in der Haut vorkommen. Andere Erkrankungen wie die Gürtelrose oder blasenbildende Erkrankungen können auf ein B-Zell-Lymphom aufmerksam machen. Weiterhin können Lymphknotenveränderungen oder eine Vergrößerung der Milz auftreten.

Wie wird die Diagnose eines kutanen B-Zell-Lymphoms gestellt?

Neben dem klinischen Bild beruht die Diagnose in erster Linie auf der feingeweblichen Untersuchung. Weiterhin wird die Ausbildung bestimmter Eiweißketten, die im Blut und/oder auch im Urin nachweisbar sind, beobachtet.

Wie sieht die Therapie der B-Zell-Lymphome aus?

Handelt es sich ausschließlich um eine Erkrankung der Haut, reicht eine örtlich begrenzte Therapie aus: Kleine Herde können herausgeschnitten werden, größere werden bestrahlt. Das Einspritzen bestimmter Immunmodulatoren (Interferon) wurde bei Untertypen angewandt. Breitet sich die Erkrankung über die Haut hinaus in andere Organe aus, ist eine Chemotherapie unumgänglich.

Ich habe von neuen Therapiemöglichkeiten bei Lymphomerkrankungen gehört. Gibt es eine Alternative zur klassischen Chemotherapie?

Derzeit befinden sich zahlreiche sog. »Biologicals« in der Entwicklungsphase. Diese neuen Medikamente sollen gegenüber den bisher zur Verfügung stehenden Chemotherapien den Vorteil bieten, dass sie spezifischer gegen die bösartigen Zellen gerichtet sind und weniger Schäden in den gesunden Geweben anrichten. Inwieweit diese neuen Medikamente jedoch in der klinischen Routine zum Einsatz kommen, muss noch abgewartet werden. Bisher müssen sie zunächst ihre Wirksamkeit und Verträglichkeit im Rahmen kontrollierter Studien beweisen.

11.5 Hodgkin-Lymphome

Was ist der Mb. Hodgkin?

Der Mb. Hodgkin, auch Lymphogranulomatose genannt, ist eine relativ häufige, stadienhaft ablaufende, von den Lymphknoten ausgehende bösartige Erkrankung. Es besteht nur eine indirekte Beziehung zur Dermatologie. Spezifische Hautveränderungen findet man beim Mb. Hodgkin nur selten. Unspezifische Hautveränderungen als Vorboten oder paraneoplastische (→ Kapitel 13) Manifestation sind dagegen häufiger (30 %). Dabei ist besonders ein unerklärlicher Juckreiz ohne sichtbare Hautveränderungen zu nennen.

11.6 Pseudolymphome

Was sind Pseudolymphome?

Bei Psyeudolymphomen handelt es sich meist um gutartige lympho-(histio-)zytäre Zellvermehrungen der Haut. Sie können sowohl klinisch als auch in der feingeweblichen Untersuchung bösartige Lymphome imitieren. Man unterscheidet:

- follikuläre B-Zell-Pseudolymphome: z. B. Lymphadenosis cutis benigna (Lymphozytom) nach Borrelieninfektion
- nicht-follikuläre B-Zell-Pseudolymphome: z. B. Überrest einer Insektenstichreaktion
- knotige T-Zell-Pseudolymphome: z. B. T-Zell-Pseudolymphom

Können auch andere Tumore Absiedelungen an der Haut entstehen lassen?

Über den Lymph- oder Blutweg können bösartige Zellen anderer Geschwülste in die Haut verschleppt werden. Ursprung können dabei sowohl Geschwülste sein, die von der Haut ausgehen, als auch Geschwülste innerer Organe. Entsprechend abnehmender Häufigkeit sind das insbesondere:

- Malignes Melanom
- Brustkrebs
- Magenkrebs
- Gebärmutterkrebs
- Bronchialkrebs
- Enddarmkrebs
- Nierenkrebs

Gibt es auch für die Hautmetastasen bevorzugte Lokalisationen?

Grundsätzlich können diese Absiedelungen an allen Körperstellen auftreten. Besonders häufig findet man sie jedoch an der Bauchwand und am Rumpf, seltener auch am behaarten Kopf.

Wie erkennt man Hautmetastasen?

Meist handelt es sich um knotig-kugelige Geschwülste. Sie können einzeln stehen oder in Gruppen vorkommen. Meist sind sie hautfarben oder blaurötlich, sitzen in unterschiedlichen Hautetagen und haben eine deutliche Wachstumstendenz. Ihre Oberfläche ist meist glatt. Als Sonderformen kennt man:

- Erysipelas carcinomatosum
  Flächige Durchsetzung der Haut mit bösartigen Zellen durch Absiedelung, v.a. über die Lymphgefäße der unteren Lederhaut und Unterhaut, die v.a. bei Brustkrebs vorkommt. Man sieht scharf begrenzte,
  flammend gerötete, überwärmte, eventuell auch druckschmerzhafte
  teigige Hautflächen. Die Hautoberfläche ist oft orangenhautartig.

- Erysipelas melanomatosum
  Ähnliches Krankheitsbild wie das Erysipelas carcinomatosum, jedoch
  ist die ursprüngliche Geschwulst hier ein malignes Melanom.

- Cancer en cuirasse (Panzerkrebs)
  Form der Hautmetastasierung mit plattenartiger, oft dunkelroter Verfestigung der Haut durch entlang der Hautgewebsspalten oder der
  Lymphgefäße erfolgte Aussaat von bösartigen Zellen. Es kommt zu
  Ausbildung von Schwellungen und bindegewebiger Verfestigung des
  Gewebes. In extremen Fällen kann es zu einer Ummauerung des gesamten Brustkorbs kommen. Es handelt sich quasi um eine Maximal-
  ausprägung des Erysipelas carcinomatosum. Auch diese Art der Hautmetastasierung findet sich v.a. beim Brustkrebs.

- Alopecia neoplastica
  Umschriebener Haarverlust bei bösartigen Geschwülsten oder Absiedelungen.

- Sklerodermiformes Karzinom
  Weitgehend verlassene Bezeichnung für ein tiefreichend wachsendes
  Plattenepithelkarzinom (→ s. Kapitel 5) der Haut. Das Eindringen der
  bösartigen Zellen erfolgt entlang der Lymphspalten der Lederhaut. Die
  Geschwulst hat einen elfenbeinartigen, derben Aspekt.

- Carcinoma teleangiectaticum
  Heute unüblicher Begriff einer seltenen Form der Hautmetastasierung bei Ausbreitung von bösartigen Zellen über die oberflächlichen
  Blut- und Lymphgefäße der Lederhaut. Man sieht verstreute dunkelro-
  te Flecken, Knötchen und eingeblutete bläschenartige Hautveränderungen. Auch diese Hautmetastasierung findet man v.a. beim Brustkrebs.

Erlaubt das klinische Bild der Metastase Rückschlüsse auf den Primärtumor?

Ein Rückschluss von der Absiedelung auf die ursprüngliche Geschwulst ist nur in wenigen Fällen möglich. Insbesondere Metastasen des malignen Melanoms fallen häufig durch ihre durch das schwarze Pigment bedingte Dunkelverfärbung auf. Bei bestehender Unsicherheit über den möglichen Ursprungstumor sollte die Absiedelung herausgeschnitten bzw. bei mehreren Metastasen eine Probe genommen werden und eine sorgfältige feingewebliche Aufarbeitung erfolgen, um nach eindeutiger Diagnosestellung eine optimale Therapie einschlagen zu können.

Wie sollten Hautmetastasen behandelt werden?

Die Behandlung der Metastasen ist von der ursprünglichen Geschwulst abhängig. Falls außer den Absiedelungen in der Haut keine weitere Aussaat der Geschwulst nachweisbar ist, sollten die Hautmetastasen komplett herausgeschnitten werden und ggf. anschließend eine Bestrahlungstherapie erfolgen. Alternativ sind jedoch abhängig von der Art der Ursprungsgeschwulst, der Ausdehnung der Absiedelungen im Körper und dem Allgemeinzustand des Patienten auch Bestrahlungstherapien, Chemotherapien oder Wärmeverfahren (Hyperthermie) denkbar. Die geeignete Therapie zur Behandlung der Geschwulst sollte immer durch einen Arzt der entsprechenden Fachrichtung (Brustkrebs → Frauenarzt, Nierenkrebs → Urologe etc.) in eingehenden Gesprächen mit dem Patienten und seinen Angehörigen festgelegt werden.

13 Paraneoplasien der Haut

Ich habe von Paraneoplasien gehört. Sind das auch bösartige Veränderungen der Haut?

Paraneoplasien sind meist seltene, erworbene Hautkrankheiten bzw. Hautsymptome, die selbst nicht bösartig sind, jedoch als Begleiterscheinung von bösartigen Geschwülsten auftreten können und damit Signalcharakter haben. Etwa 50 dermatologische Zeichen werden aktuell den Paraneoplasien zugeordnet, doch sind nur wenige streng mit einer bestimmten Geschwulst innerer Organe verbunden. Paraneoplasien sind durch häufige Assoziation mit bösartigen Neubildungen und einem engen Zusammenhang des Verlaufs gekennzeichnet:

- gleichzeitiges Auftreten (ggf. auch etwas vorauseilend oder nachhinkend)
- gleichzeitige Rückbildung (typisch ist das Verschwinden der Paraneoplasie bei erfolgreicher Behandlung der zugrunde liegenden Geschwulst)
- gleichzeitiges Wiederauftreten (typisch ist das Wiederauftreten der Paraneoplasie bei einem Rezidiv, d. h. beim Wiederauftreten der bösartigen Geschwulst)

Bei der Mehrzahl der Paraneoplasien ist die entstehungsgeschichtliche Beziehung zwischen der bösartigen Geschwulst und dem Auftreten der Hautveränderung unklar. Es wird vermutet, dass bestimmte Wachstumsfaktoren und Botenstoffe aus der Geschwulst zur Entstehung der Paraneoplasien beitragen. Die wenigen unzweifelhaften Paraneoplasien haben jedoch erheblichen Signalcharakter und verpflichten zur intensiven Suche nach der zugrunde liegenden Geschwulst.

[!] Merke!
Paraneoplasien sind nicht selbst bösartig, sondern sind Hautveränderungen, die im Rahmen einer bösartigen Erkrankung auftreten können.

Was wird zu den sog. obligaten Paraneoplasien gerechnet?

Obligate Paraneoplasien sind solche Hautveränderungen, die in 50–100 % der Fälle mit einer bösartigen Geschwulst gemeinsam auftreten. Dazu gehören:

- Acanthosis nigricans
  Die Acanthosis nigricans ist eine sehr charakteristische, unscharf begrenzte, grau-bräunliche bis schwarze Verfärbung der Achsel- und Leistenregion mit begleitender milder bis erheblicher Vergröberung des Hautreliefs. In weiteren Verlauf greifen die Symptome auf Hals, Gesicht und Streckseiten der Gliedmaßen über. Gleichzeitig kann es auch zu Veränderungen in den Handinnenflächen kommen, die »Tripe palms« genannt wird. Der Patient verspürt keinerlei Beeinträchtigung durch die Hautveränderungen. In beinahe 100 % der Fälle ist die Acanthosis nigricans charakteristisch für bösartige Neubildungen an inneren Organen, v. a. für sog. Adenokarzinome, insbesondere Magenkrebs.

- Paraneoplastischer Pemphigus
  Eine seltene, blasenbildende Erkrankung der Haut. Es finden sich leicht verletzliche Veränderungen der Mundschleimhaut. Auch Lippen, Zunge, Gaumen und Zahnfleisch können betroffen sein. In schwerwiegenden Fällen dehnen sich die Veränderungen bis in den Rachenraum sowie die Speise- und Luftröhre aus. Intensiv befallen sein können außerdem die Bindehäute und die Schleimhäute im Genitoanalbereich. Alle aus den zunächst bestehenden Blasen hervorgehenden Schleimhautverletzungen sind sehr schmerzhaft, lang anhaltend und können vernarben. An der Körperhaut können neben Blasen andersartige Hautveränderungen auftreten. Der paraneoplastische Pemphigus ist v. a. verknüpft mit Neubildungen des Blutsystems sowie seltenen bösartigen Weichteilgeschwülsten (Sarkomen und Thymomen).

- Akrokeratosis Bazex
  Es kommt zum plötzlichen Auftreten von Papeln und festhaftenden Schuppen sowie tiefen Furchen an den Fingern- und Zehenspitzen und im Gesichtsbereich. Später können derartige Hautveränderungen auch am Stamm und den Gliedmaßen auftreten und mit Nagelverän-

derungen einhergehen. Die Akrokeratosis Bazex findet man v.a. bei bösartigen Geschwülsten in den Bronchien, der Speiseröhre sowie im Bereich der Mundhöhle.

- Thrombophlebitis migrans (Trousseau-Syndrom)
  Es handelt sich um ein seltenes Krankheitsbild, das durch wiederkehrende oberflächliche und tiefe Gefäßverschlüsse in wechselnder Lokalisation gekennzeichnet ist. Im Blut finden sich meist neben anderen Charakteristika niedrige Werte für Blutplättchen und Gerinnungsstoffe wie z.B. Fibrinogen. Die Thrombophlebitis migrans muss immer an bösartige Geschwülste der Bauchspeicheldrüse und der Lunge denken lassen.

- Hypertrichosis lanuginosa
  Kommt es zu plötzlichem, exzessivem Wachstum weicher, manchmal rötlich gefärbter Lanugohaare (kurze, dünne, pigmentarme Haare der Fetalzeit), in Extremfällen bis zu mehreren cm Länge, müssen bösartige Geschwülste des Darms und der Lunge ausgeschlossen werden. Die Hypertrichosis lanuginosa tritt meist anfänglich im Gesicht auf, kann dann aber auf den gesamten Körper übergehen.

- Pachydermoperiostose
  Bei dieser seltenen Paraneoplasie kommt es zur derben Verdickung der Haut insbesondere im Stirn- und Gesichtsbereich sowie an der Kopfhaut mit tiefen Furchungen. Gleichzeitig können eine Vergrößerung der Zunge, Uhrglasnägel, knöcherne Veränderungen an den Finger- und Zehenspitzen auftreten. Es finden sich Bezüge zu bösartigen Geschwülsten der Bronchien sowie anderen chronischen Lungenerkrankungen.

- Erythema gyratum repens
  Es handelt sich um eine seltene unregelmäßig geformte, rasch wandernde rötliche Hautveränderung (ähnlich einer Holzmaserung). Das Erythema gyratum repens ist assoziiert mit bösartigen Geschwülsten der Brust, des Magen-Darm-Traktes sowie der Bronchien.

- Karzinoid-Syndrom
  Das Karzinoid-Syndrom weist auf bösartige Botenstoffe ausschüttende (neuroendokrine) Geschwülste mit Absiedelung in die Leber hin. Die Symptome beruhen auf einem veränderten Eiweißbausteinstoffwech-

sel (besonders Tryptophan). Leitmerkmal sind diffuse oder fleckige, anfallsartig auftretende Rotfärbungen des Gesichts (Flush) und der zentralen Rumpfpartien. Gleichzeitig können Durchfälle, ein Engwerden der Bronchien und Veränderungen an den Händen mit Rissbildung und Verdickung der Hornschicht entstehen. Die Rötungen bestehen ca. 30 Minuten und können durch Anstrengung, gewürzte Speisen, Alkohol etc. ausgelöst werden. Bei wiederholtem, längerem Auftreten kommt es zur Ausbildung von Gefäßerweiterungen und einer andauernden Gesichtsröte.

- Glukagonom-Syndrom
  Es handelt sich um ein seltenes Krankheitsbild, das gekennzeichnet ist durch randständige, schuppig-krustige Rötungen v.a. im Unterbauchbereich sowie um den Mund herum und in der Genitalregion. Zusätzlich kann es zu entzündlichen Veränderungen der Zunge, Haarausfall und Durchfällen kommen. Die Veränderungen werden durch eine vermehrte Ausschüttung von Glukagon aus bösartig veränderten Bauchspeicheldrüsenzellen hervorgerufen.

Welche Erkrankungen zählen zu den fakultativen Paraneoplasien?

Fakultative Paraneoplasien sind Hauterkrankungen, die in weniger als 50 % der Fälle mit einer innerlichen Geschwulst auftreten. Dazu rechnet man:

- Dermatomyositis
  V.a. die Dermatomyositis beim Erwachsenen gilt als Paraneoplasie. Häufige zugrunde liegende Geschwülste sind im Bereich des Magen-Darm-Traktes und an den weiblichen Geschlechtsorganen zu finden.

- Pseudoichthyose
  Die Pseudoichthyose ist ein charakteristisches Kennzeichen aller Erkrankungen, die mit Marasmus (Eiweiß-Kohlenhydrat-Mangelernährung) einhergehen. Sie ist häufig assoziiert mit bestimmten Lymphomen.

- außerdem seltenere fakultative Paraneoplasien: multizentrische Retikulohistiozytose, Sweet-Syndrom, Porphyria cutanea tarda, nekrotisierende Pannikulitis, Pityriasis rotunda

Kann man aus der Art der Paraneoplasie an der Haut Rückschlüsse auf den zugrunde liegenden Tumor ziehen?

Wie bereits aus den oben gegebenen Antworten hervorgeht, treten bestimmte Paraneoplasien gehäuft mit bestimmten bösartigen Geschwülsten auf. Es lässt sich also eine grobe Abschätzung von wahrscheinlich in Frage kommenden Geschwülsten vornehmen. Einen verlässlichen Rückschluss auf die ursächliche Geschwulst erlaubt die Paraneoplasie jedoch nicht.

Wie sind Paraneoplasien zu therapieren?

Abhängig von ihren Symptomen können unspezifische, rein symptomatische Maßnahmen ergriffen werden, d.h. es werden Medikamente gegeben bzw. Maßnahmen ergriffen, die zwar die Symptome lindern, nicht aber die Ursache beseitigen. Eine endgültige Behandlung der Paraneoplasie ist nur dadurch möglich, dass die zugrunde liegende bösartige Geschwulst behandelt wird. Ist es nicht möglich, die Geschwulst vollständig zu bekämpfen oder kommt es nach anfänglich erfolgreicher Therapie zu einem Wiederauftreten (Rezidiv), kann auch die Paraneoplasie wieder verstärkt auftreten.

[!] Merke!
Ein Wiederauftreten einer bereits behandelten Paraneoplasie sollte immer Anlass sein, nach einem möglichen Rezidiv (Wiederauftreten) der zugrunde liegenden bösartigen Erkrankung zu suchen.

14 Vorsorgeuntersuchungen in Bezug auf Hautkrebs

Welche Krebsvorsorge ist Leistung der gesetzlichen Krankenversicherung?

Entsprechend dem Stand von Dezember 2004 umfassen die Leistungen der gesetzlichen Krankenversicherungen einmal pro Jahr eine Krebsfrüherkennungsuntersuchung für Frauen ab dem 20. und Männer ab dem 45. Lebensjahr. Bei Frauen sind für die Krebsfrüherkennung in der Regel Hausarzt oder Frauenarzt zuständig, bei Männern Hausarzt oder Urologe.

Tabelle 14.1: Jährliche Krebsfrüherkennung für Frauen und Männer als Leistung der gesetzlichen Krankenversicherungen

Jährliche Krebsfrüherkennungsuntersuchung für Frauen	Jährliche Krebsfrüherkennungsuntersuchung für Männer ab dem 45. Lebensjahr
• ab dem 20. Lj. Untersuchung von Zellen aus dem Gebärmutterhals • ab dem 30. Lj. zusätzlich Abtasten der Brust nach Knoten und Anleitung der Frauen zur regelmäßigen Selbstuntersuchung, Kontrolle der Hautoberfläche • ab dem 45. Lj. zusätzlich Enddarm-Untersuchung	• Enddarm-Untersuchung • Prostata-Untersuchung • Abtasten der äußeren Geschlechtsteile • Kontrolle der Hautoberfläche

Seit Oktober 2002 besteht zusätzlich die Möglichkeit, ab dem 55. Lebensjahr eine Vorsorge-Koloskopie (Dickdarmspiegelung) in Anspruch zu nehmen. Die Koloskopie kann im Abstand von 10 Jahren zweimal vorgenommen werden.

Gibt es Vorsorgeuntersuchungen in Bezug auf Hautkrebs?

Auch für die Haut sollten Vorsorgeuntersuchungen wahrgenommen werden. Die Haut ist das größte und am einfachsten zugängliche Organ des Menschen. Die meisten Hauttumore sind von einem erfahrenen Dermatologen mit dem bloßen Auge zu erkennen. Wenn auch manchmal nicht direkt eine exakte Zuordnung zur Untergruppe der Geschwülste möglich ist, so kann der erfahrene Kliniker bösartige Geschwülste der Haut jedoch erkennen und frühestmöglich entfernen. Abhängig von dem Ergebnis der feingeweblichen Untersuchung können dann weitere Schritte ergriffen werden.

Leider werden diese so einfachen Check-ups nicht durch die gesetzlichen Krankenkassen übernommen. Die Patienten werden bei vorbeugenden Untersuchungen selbst zur Kasse gebeten. Erst wenn ein bösartiger Tumor gefunden wurde, bezahlen die gesetzlichen Krankenkassen die weitere Behandlung.

Wie sollte eine Hautkrebsvorsorge aussehen?

Zu einer Hautkrebsvorsorge gehört mindestens eine komplette Untersuchung des vollständig entkleideten Patienten mit dem bloßen Auge durch einen entsprechend erfahrenen Hautarzt. Verdächtige Befunde sollten dann weiter mit dem Auflichtmikroskop oder mittels Fotofinder (computergestützte Auflichtmikroskopie) untersucht werden. Es sollte dabei auch auf »uneinsehbare« Ecken wie hinter dem Ohr, am behaarten Kopf, in den Zwischenzehenräumen und in den Körperbeugen geachtet werden. Da Hautkrebs nicht nur an der äußeren Haut, sondern auch an den Schleimhäuten auftreten kann, sollten auch der Mundraum und die einsehbaren angrenzenden Schleimhäute (Analbereich, Genitalbereich) mit untersucht werden.

Der Patient sollte auch beim Besuch von anderen Fachärzten wie dem Zahnarzt, den Frauenarzt, dem Urologen oder dem HNO-Arzt auf eine entsprechende orientierende Diagnostik hinweisen. Der Hautarzt ist bezüglich der Schleimhautdiagnostik auf die Hilfe dieser Fachkollegen angewiesen.

Was ist zu tun, wenn verdächtige Hautveränderungen auffallen?

Fällt im Rahmen einer Hautkrebsvorsorge eine verdächtige Hautveränderung auf, hängt es letztlich von der Einschätzung des behandelnden Arztes und dem Temperament des Patienten ab, ob eine engmaschige Kontrolle (z. B. in 8–12 Wochen) angestrebt oder die möglicherweise bösartige Hautveränderung direkt herausgeschnitten wird. Sicherlich neigt man dazu, zu Gunsten des Patienten eher früher als später eine Hautprobe zu entnehmen, doch sollte auch falsche Vorsicht vermieden werden. Jede Hautprobe stellt einen (kleineren oder größeren) operativen Eingriff mit wenigen zugehörigen Risiken (z. B. Wundinfektion etc.) und Folgeerscheinungen (Narbenbildung, ggf. auch überschießend) dar.

Was kann ich selbst zur Vorsorge tun?

Der Patient selbst sollte nach Anleitung durch den Hautarzt regelmäßige Selbstuntersuchungen durchführen. Dabei sollte er vollständig entkleidet alle Hautpartien direkt oder im Spiegel sorgfältig untersuchen. Eltern sollten solche Untersuchungen bei ihren Kindern durchführen.

- Haben sich bestehende Pigmentmale in Form, Farbe oder Größe verändert?
- Sind neue Pigmentmale aufgetreten?
- Hat ein Pigmentmal spontan geblutet?
- Gibt es nicht heilende Wunden?
- Gibt es Schuppenkrusten an stark belichteten Stellen, die nicht verschwinden?
- Gibt es unerklärliche Lymphknotenverdickungen, Knoten oder Schwellungen unter der Haut?

Ist es bereits einmal zu einem Hautkrebs gekommen, sind diese Selbstuntersuchungen neben den regelmäßigen hautärztlichen Kontrollen noch wichtiger und sollten mindestens alle 4 Wochen durchgeführt werden. Fallen zweifelhafte Befunde auf oder besteht Unsicherheit über die Gut- oder Bösartigkeit einer Hautveränderung, sollte der Gang zum Hautarzt nicht gescheut werden. Insbesondere beim schwarzen Hautkrebs, dem Melanom, kann die Früherkennung lebensrettend sein.

[!] Merke!

Je früher eine hautkrebsverdächtige Veränderung an der Haut im Rahmen einer Selbstuntersuchung und/oder der ärztlichen Untersuchung entdeckt wird, desto besser sind in der Regel die Therapiemöglichkeiten und die Prognose.

15 Rat und Hilfe bei Hautkrebserkrankungen

Ist ein Hautkrebs aufgetreten, ist zunächst einmal wichtig, diesen entsprechend den aktuellen Richtlinien zu therapieren. Aber neben der unmittelbaren Therapie des Hautkrebses gibt es viele Fragen, die die Betroffenen bewegen.

Wo ein Hautkrebs aufgetreten ist, kann auch ein zweiter auftreten. Wie kann ich mich davor schützen?

Die am häufigsten auftretenden Hautkrebsarten (Basalzellkarzinom, Plattenepithelkarzinom, malignes Melanom) sind UV-assoziierte Erkrankungen, d.h. übermäßige UV-Belastung (z.B. Sonnenbäder, Sonnenbank) führt zur Schädigung der Haut und zu (Mit-)Entstehung dieser Hautkrebse. Damit ist es für einen Betroffenen umso wichtiger, weitere UV-Belastungen zu vermeiden. Dafür gibt es verschiedene Maßnahmen:

- Meiden der Hauptsonnenzeiten zwischen 11 und 16 Uhr. In dieser Zeit hat die Sonne ihre stärkste Kraft.
- In der Sonne eine Kopfbedeckung und leichte, luftige Kleidung tragen. Dichtgewobene, intensiv gefärbte Mischgewebe bieten einen besseren UV-Schutz als grobgewobene Naturfasern.
- Bei Aktivitäten am/im Wasser und im Schnee an die Spiegeleffekte der Sonne denken. Das Sonnenlicht wirkt hier um ein Vielfaches stärker.
- Anwendung von Sonnenschutzmitteln mit ausreichend hohem Sonnenschutzfaktor, in ausreichend großer Menge. Auch bei bedecktem Himmel und im Schatten hat die Sonne Kraft. Die Anwendung von Sonnenschutzmitteln erlaubt jedoch nicht etwa das Sonnenbad ohne Reue, sie bietet lediglich einen zusätzlichen Schutz!
- Möglichst wenig Haut dem UV-Licht preisgeben. Kleidung schützt am besten vor der Sonnenbelastung.

- Sonnenbrille und Sonnenhut mit Schirm/Krempe sollten zum ständigen, selbstverständlichen Begleiter werden.
- Kleinkinder gehören in den Schatten! Bis zum 12. Lebensmonat sollten auf der kindlichen Haut keine Sonnenschutzmittel angewandt werden. Wie andere chemische Produkte auch können sie die empfindliche Babyhaut reizen und Allergien auslösen. Für ältere Kinder sollten Produkte verwendet werden, die wasserfest sind, keine Alkohole enthalten und einen hohen Lichtschutzfaktor aufweisen. Babyöl sollte nicht verwendet werden, es macht die Haut noch lichtempfindlicher.
- Künstliches UV-Licht von Solarien sollte von Kindern und Personen mit erhöhtem Hautkrebsrisiko gemieden werden.

Auch wenn dem Einen oder Anderen die hier aufgeführten Maßnahmen als albern erscheinen, sollten sie dennoch ernst genommen werden. Falsche Eitelkeit ist fehl am Platz, wenn es um bösartige Tumore geht. Zwar befinden sie sich zunächst »nur an der Haut«, doch man muss mit dieser Haut unter Umständen noch viele Jahre oder Jahrzehnte leben. Wir haben nur diese eine Haut und können nicht aus unserer Haut. Sie ist nicht austauschbar, nicht ersetzbar und nicht zu reparieren. Man kann als Arzt nur Schadensbegrenzung betreiben, vorhandene Schäden entfernen, doch für die Vermeidung neuer oder weiterer Schäden ist der Patient allein verantwortlich.

[!] Merke!
Bei den häufigsten Hautkrebsen (Basalzellkarzinom, Plattenepithelkarzinom und malignes Melanom) ist die negative Auswirkung von UV-Strahlung eindeutig erbracht – die beste Vorbeugung ist somit ein vernünftiger Umgang mit der UV-Strahlung!

Welche Sonnencreme ist die richtige? Gibt es Unterschiede?

Die Wirkung der einzelnen Lichtschutzmittel hängt von der Wirksubstanz, dem Vehikel, der aufgetragenen Menge und der Verweildauer ab. Man unterscheidet den sog. absorbierenden chemischen Sonnenschutz von reflektierenden Substanzen, dem physikalischen Sonnenschutz. Die chemischen Sonnenschutzmittel sind auf der Haut unsichtbar. Je nach ihrer Ausrichtung sind sie sowohl für den UVA- als auch UVB-Bereich des Lichtes geeignet. Der physikalische Sonnenschutz dagegen ist als zarter weißlicher Film auf der Haut sichtbar. Er ist zwar kosmetisch weniger angenehm, gewährt jedoch einen sicheren und breiteren Lichtschutz. Die Wirksamkeit eines Lichtschutzmittels wird durch den sog. Lichtschutzfaktor (LSF) gemessen.

Was versteht man unter dem Lichtschutzfaktor eines Sonnenschutzmittels?

Der Lichtschutzfaktor ist der Faktor, um den sich die Expositionszeit verlängert, bis eine Sonnenlicht-bedingte Hautrötung (UV-Erythem, Sonnenbrand) entsteht. Sonnenschutzmittel verlängern also nur die sonnenbrandfreie Zeit, sie können einen Sonnenbrand und die damit verbundene Hautschädigung nicht verhindern.

Die Berechnung des LSF bezieht sich vor allem auf den Schutz gegenüber UVB-Licht. Der LSF sagt nichts über die Wirksamkeit des Sonnenschutzmittels im UVA-Bereich aus.

[!] Merke!
Der Lichtschutzfaktor bezieht sich vor allem auf den UVB-Bereich und sagt nichts über die Wirkung im UVA-Bereich aus.

Welcher Sonnenschutzfaktor ist der richtige?

Die Wahl des Lichtschutzfaktors hängt letztlich von verschiedenen Faktoren ab: Hauttyp, Sonnengewöhnung, Jahreszeit, Aufenthaltsort bestimmen die notwendige Stärke des Sonnenschutzfaktors beim Hautgesunden. Hat es bereits Hautschädigungen durchs Sonnenlicht gegeben, sollte generell – auch bei geringer Sonnenbelastung – ein hoher Sonnenschutzfaktor gewählt werden (mindestens LSF 30).

Wichtiger noch als der Sonnenschutzfaktor selbst ist die Verwendung einer ausreichenden Menge an Lichtschutzmitteln in ausreichender Häufigkeit. Insbesondere nach dem Baden oder Duschen büßen auch »wasserfeste« Präparate ihre Wirksamkeit ein.

Wenn ich einmal einen Hautkrebs gehabt habe, heißt das für mich, dass ich nie wieder Urlaub im Süden machen darf?

Es gilt die Regel: Je weniger weitere UV-Belastung, desto besser. Liegt dem Patienten jedoch viel an einem Urlaub in südlichen Gegenden, soll er diesen auch genießen. Allerdings sollten die oben aufgeführten »Spielregeln« beachtet werden. Die Sonne im Süden ist – auch wenn man es manchmal erst später merkt – viel stärker als in unseren Breiten. Insbesondere wenn zusätzliche »Reflexionsflächen« wie Wasser oder Schnee hinzukommen, hat die Sonne eine nicht zu unterschätzende Kraft, wenngleich die leichte Brise auf dem Meer oder der Fahrwind beim Skilaufen die Haut angenehm kühl erscheinen lassen.

Gibt es auch Textilien, die vor der Sonne schützen?

Neben der Meidung der Sonne ist sonnengerechte Kleidung der wirksamste UV-Schutz. Dazu gehört unbedingt der Kopfschutz: ein Tuch, eine Kappe oder ein Hut. Der Mützenschirm sollte dabei auch das Gesicht und den Nacken ausreichend schützen. T-Shirts, Hemden und Hosen sollten aus sonnendichtem Gewebe sein sowie möglichst viel Haut bedecken. Spezielle Textilien mit einem zusätzlichen UV-Schutz von UPF 30 und höher bieten sich ebenfalls an. Die Schuhe sollten den Fußrücken ausreichend schützen. Sandalen sind aus dermatologischer Sicht ungeeignet. Beim Baden sollten die Schultern von einem T-Shirt oder spezieller Badekleidung bedeckt bleiben. Nach dem Baden sollte die Haut gut abgetrocknet und die unbedeckten Körperstellen neu eingecremt werden. Die Augen sind durch eine Sonnenbrille mit UV-Filter und möglichst geschlossenen Seiten zu schützen.

Kann ich trotz eines malignen Melanoms in der Vorgeschichte schwanger werden?

Hat es in der Krankengeschichte ein malignes Melanom gegeben, spricht aus dermatologischer Sicht nichts gegen eine Schwangerschaft. Es gibt bisher keine bekannten Studien, die belegen, dass eine Schwangerschaft die Gesamtprognose der Melanompatienten verschlechtert.

Es hat verschieden Thesen gegeben, die Melanompatienten verunsichert haben: In der Schwangerschaft werden verschiedenste Wachstumsfaktoren ausgeschüttet, die nicht nur selektiv am wachsenden Kind wirken, sondern auch in allen anderen Körpergeweben Wirkung entfalten können. Potentiell noch vorhandene und im Körper kreisende Melanomzellen könnten damit zum Wachstum angeregt werden. Wie bereits erwähnt, gibt es dafür oder dagegen keine gesicherten Beweise. Wir empfehlen unseren Patienten, bei planbaren Schwangerschaften 5 Jahre nach dem Melanom zu warten (auch dafür gibt es keine gesicherten Beweise). Falls es zu einem Wiederauftreten des Melanoms kommt, passiert das meist in den ersten 1–3 Jahren nach Diagnosestellung. Ist diese Zeit komplikationslos verstrichen, gibt es zwar noch immer keine 100%ige Garantie, doch ist die Wahrscheinlichkeit relativ groß, keine Absiedelungen oder ein Wiederauftreten des bekannten malignen Melanoms zu bekommen. Sind in der Melanomtherapie Chemotherapeutika oder Interferonpräparate zum Einsatz gekommen, muss individuell über eine Schwangerschaft nachgedacht werden. Hierbei steht dann jedoch nicht das maligne Melanom im Zentrum der Überlegungen, sondern in erster Linie sind mögliche Erbgutschädigungen durch die vorausgegangenen Therapien zu diskutieren.

Ist Hautkrebs vererblich? Wenn ich einen Hautkrebs hatte, muss ich mir dann Sorgen machen, dass auch meine Kinder davon betroffen sein könnten?

Hautkrebs ist eigentlich nicht vererblich. Abgesehen von sehr seltenen angeborenen Syndromen, bei denen schon im frühen Kindes- oder Jugendalter Hautkrebse auftreten, ist Hautkrebs nicht vererbbar. Jedoch kann Sonnenempfindlichkeit von den Eltern zum Kind weitervererbt werden. Außerdem gucken sich Kinder gern die Sonnengewohnheiten ihrer Eltern ab. Auch in Bezug auf den Umgang mit Sonnenlicht sollten Eltern ihren Kindern gutes Vorbild sein. Die kindliche Haut ist noch weit mehr sonnenempfindlich als die Haut des Erwachsenen. Die Mehrzahl der Sonnenbrände ereignet sich vor dem 20. Lebensjahr! Insbesondere im Rahmen der Melanomforschung hat man festgestellt, dass die Anzahl der Sonnenbrände im Kindes- und Jugendalter das Hautkrebsrisiko steigen lässt. Es gilt also: Hautkrebs selbst ist (bis auf wenige Ausnahmen) nicht vererbbar, ein entsprechendes Sonnenverhalten ist jedoch erlernbar.

Wenn ich einen Hautkrebs gehabt habe, kann ich anschließend durch veränderte Ernährung etwas Gutes für meinen Körper tun?

Eine gesunde, ausgewogene Ernährung ist völlig ausreichend. Übertriebene sog. »Krebsdiäten« sind nicht sinnvoll. Nahrungsergänzungsmittel können gerne zusätzlich eingenommen werden, sind jedoch nicht notwendig, und ihr Nutzen bei einer Krebserkrankung ist nicht erwiesen.

Ist es sinnvoll, nach einer Hautkrebserkrankung das Rauchen aufzugeben?

Grundsätzlich lohnt es sich immer, das Rauchen aufzugeben! Es gibt kaum ein Genussmittel, das dem menschlichen Körper und nicht zuletzt auch dem Abwehrsystem, das für die Kontrolle der Reparaturmechanismen in unserem Körper zuständig ist, so sehr schadet wie das Rauchen. Die Nebenwirkungen des Rauchens sind allseits bekannt! Zwar gibt es bisher keinen Nachweis eines ursächlichen Zusammenhangs zwischen dem Rauchen und der Entstehung von Hautkrebs, doch belasten die im Tabak enthaltenen Stoffe den Körper zusätzlich.

Ich habe mehrfach im Bekanntenkreis von einer Misteltherapie gehört. Kann ich diese zur Unterstützung nach einer Hautkrebserkrankung einsetzen?

Misteltherapien werden bei vielen bösartigen Geschwülsten als »immununterstützende Therapie« eingesetzt. Ihr Ruf ist jedoch sehr umstritten. Vor kurzer Zeit hat es Untersuchungen zur Anwendung von Mistelpräparaten beim malignen Melanom gegeben. Dabei konnte gezeigt werden, dass Patienten, die nach einer richtliniengetreuen Entfernung des Melanoms eine Misteltherapie anwendeten, eine schlechtere Prognose hatten als solche, die nach der ersten Therapie keine weiteren Maßnahmen durchführten. Andererseits gibt es jedoch auch immer wieder Berichte, in denen positive Erfahrungen mit der Misteltherapie beschrieben werden. In jedem Falle ist die Misteltherapie kein Standardtherapeutikum in der weiteren Therapie des malignen Melanoms, sondern sollte nur in Einzelfällen und nach eingehendem Abwägen des Für und Wider angewandt werden.

Erklärung von Fachausdrücken

adjuvant Situation der Tumorfreiheit. Eine bösartige Geschwulst wurde durch chirurgische, strahlenmedizinische o.ä. Maßnahmen entfernt, es sind nun mit den zur Verfügung stehenden diagnostischen Verfahren keine Tumorzellen mehr im Körper nachweisbar, dennoch kann es notwendig/ratsam sein, zur Erhaltung dieser Tumorfreiheit weitere medikamentöse Maßnahmen zu ergreifen, z.B. Interferon-Therapie beim malignen Melanom.

Afterloading Spezielle Methode der Bestrahlungstherapie. Beim Afterloading werden Strahlenquellen kurzzeitig in den Körper eingebracht, so dass eine Bestrahlung »von innen« erfolgt. Zuerst wird ein leerer Applikator in die Körperhöhle eingelegt und dann mit einem strahlenden Stoff (Radionuklid) gefüllt. Dies ermöglicht eine gezielte Bestrahlung des Tumors mit nur geringer Belastung des umliegenden Gewebes und verbessertem Strahlenschutz für das Personal.

Albinimus, Rothmund-Thomson-Syndrom, Cockayne-Syndrom, Xeroderma pigmentosum, Bloom-Syndrom seltene Erberkrankungen mit einer frühzeitigen Neigung zur Entstehung bösartiger Geschwülste der Haut

benigne gutartig

Bolus Gabe eines Arzneimittels in einer Portion

Carcinoma in situ bösartige Geschwulst, die noch nicht die Basalzellschicht der Oberhaut durchbrochen hat

Cornu cutaneum Hauthorn; hinter dieser Wachstumsform können sich sowohl gut- als auch bösartige Hautgeschwülste verbergen

Dermis Lederhaut

Elektrodissekation Operationstechnik zum Herausschneiden eines Gewebestücks unter Anwendung von elektrischem Strom (»elektrisches Messer«)

Epidermis Oberhaut

Erythrodermie Generalisierte Rötung und Schuppung der Haut. Man unterscheidet sekundäre oder reaktive Erythrodermien aufgrund einer bestimmten Hauterkrankung (z.B. Atopische Dermatitis, Psoriasis usw.) von primären oder idiopathischen Erythrodermien. Sie gehen oft einher mit dem Verlust von Haaren oder Nägeln, palmoplantarer Hyperkeratose und Juckreiz.

Extrakorporale Photopherese Verfahren zur Veränderung des Immunverhaltens weißer Blutkörperchen durch Kombination von chemischer Lichtsensibilisierung und Bestrahlung mit UVA-Licht, Behandlungsablauf ähnlich wie bei der Dialyse

Exzision Herausschneiden mit dem Messer

Gray (Gy) Einheit der Energiedosis z.B. im Rahmen von Bestrahlungstherapien

Histologie feingewebliche Untersuchung von Gewebe

I. E. Abkürzung für Internationale Einheit

i. v. intravenös

Karnofsky-Index Der Karnofsky-Index wird oft in Studien als Voraussetzung für die Teilnahme genannt. Er gibt die Leistungsfähigkeit des Patienten in einer Skala wieder.

Karzinom bösartige Geschwulst, ausgehend von Epithel-Zellen

Keratinozyten Hornzellen der Oberhaut

Kryochirurgie Therapie von Hautveränderungen, insbesondere Geschwülsten der Haut durch Vereisung mit flüssigem Stickstoff. Optimale Zellzerstörung durch sehr schnelles Einfrieren mit langsamer Auftauphase. Dabei kommt es zur sog. homogenen Nukleation, d.h. zur Eiskristallbildung innerhalb und außerhalb der Zelle mit Zerstörung der Zellwand.

Kürettage Entfernung einer oberflächlichen Hautveränderung mittels einer Kürette. Es werden Löffel- und Ringküretten unterschieden. Die Anwendung der Kürettage beschränkt sich in der Regel auf gutartige Hautveränderungen bzw. oberflächliche Vorstufen bösartiger Hautveränderungen. Die Möglichkeit zur feingeweblichen Untersuchung besteht, allerdings ist eine entsprechende Randschnittkontrolle nicht möglich.

Laser Abkürzung für light amplification by stimulated emission of radiation. Prinzip: Verstärkung von elektromagnetischen Wellen einer bestimmten Wellenlänge in hochenergetisches Licht.

Lymphangiosis carcinomatosa kontinuierliche Ausbreitung einer bösartigen Geschwulst in den Lymphgefäßen

maligne bösartig

Melanosomen Zellbestandteile in den pigmentbildenden Zellen. Sie enthalten das Melanin, den Hautfarbstoff.

Metastase Absiedlung, Tochtergeschwulst einer bösartigen Geschwulst

mikroskopisch kontrollierte Chirurgie (MKC) Die MKC kommt v.a. bei mit bloßem Auge schlecht abgrenzbaren bösartigen Geschwülsten der Haut zum Einsatz. Die bösartige Geschwulst wird herausgeschnitten, der entstandene Defekt nicht unmittelbar mit einer Naht verschlossen, sondern nur mit einem Verband versorgt. Das gewonnene Hautmaterial wird feingeweblich untersucht. Erst, wenn die Ränder des entfernten Materials sicher als »tumorfrei« einzustufen sind, kann der Defekt der Haut verschlossen werde. Sind in der feingeweblichen Untersuchung in den Randbereichen des entnommenen Hautstücks noch Tumorzellen nachweisbar, muss zunächst zu den Seiten oder zur Tiefe nachgeschnitten werden, bevor der Defekt endgültig verschlossen werden kann.

Nappes claires entzündungsfreie Stellen an der Haut im Rahmen von Hautkrankheiten

palliativ Gegenteil von kurativ, Therapieansatz gegen die Symptome, nicht aber gegen die Ursache der Erkrankung

Photodynamische Diagnostik = PDD Die photodynamische Diagnostik verfährt nach demselben Prinzip wie die PDT. Mit Hilfe spezieller Stoffe werden bösartig veränderte Zellen der Haut sichtbar gemacht. Die PDD erlaubt die exakte Lokalisation einer bösartigen Geschwulst sowie eine Abgrenzung vom gesunden Gewebe. Die Anwendung sollte jedoch von einem erfahrenen Arzt erfolgen, der auch die Schwachstellen der Methode einzuschätzen weiß.

Photodynamische Therapie = PDT Form der Photochemotherapie, bei der ein Photosensibilisator mit sichtbarem Licht reagiert und zell- oder gewebezerstörende Produkte entstehen. Grundvoraussetzung dieser Reaktion ist das Vorhandensein von Sauerstoff. Bei dem Verfahren wird die Neigung bestimmter lichtsensibilisierender Substanzen, sich in bösartig veränderten Zellen anzureichern, ausgenutzt. Nachfolgende Bestrahlung mit polychromatischen Lichtquellen führt zur Zerstörung der Zellen unter Schonung des umliegenden Gewebes. Die Bestrahlungsdosen liegen zwischen 25 und 300 J/cm².

PUVA Kombination des Lichtsensibilisators Psoralen und UVA-Licht. Durch Psoralen-haltige Bäder/Duschen/Cremes werden bestimmte Hautpartien lichtempfindlich gemacht. Anschließend werden diese Partien UVA-Licht ausgesetzt. Es kommt bei bestimmten Erkrankungen zur Verringerung von Entzündungsreaktionen in der Haut.

R0-Resektion Eine bösartige Geschwulst konnte komplett entfernt werden, es sind weder mikroskopisch noch mit dem bloßen Auge sichtbare bösartige Zellen verblieben.

R1-Resektion Beim Herausschneiden einer Geschwulst konnte keine vollständige »Tumorfreiheit« erreicht werden, d.h. mittels feingeweblicher Untersuchungen sind noch Reste der bösartigen Geschwulst im Körper nachweisbar.

R2-Resektion Beim Herausschneiden einer Geschwulst konnte keine vollständige Entfernung der Geschwulst (»Tumorfreiheit«) erreicht werden. Es sind mit bloßem Auge sichtbare Geschwulstreste im Körper verblieben.

Radiatio Bestrahlungstherapie

s. c. subkutan = unter die Haut

S-100 Tumormarker im Blut bei Patienten mit malignem Melanom. Beurteilung nur im Verlauf möglich. Im Rahmen von anderweitigen Entzündungen kann es fälschlicherweise zur Erhöhung des Tumormarkers kommen, ohne dass eine Melanomerkrankung dafür ursächlich ist.

Sentinel-Lymphknoten-Biopsie Entfernung des Wächterlymphknotens zur feingeweblichen Untersuchung. Das feingeweblich nachweisbare Vorhandensein von Mikro-/Makrometastasen (Absiedelungen) der Geschwulst ermöglicht eine bessere Einschätzung der Prognose und hat Einfluss auf das weitere therapeutische Vorgehen.

Subkutis unter der Lederhaut liegendes Fett- und Bindegewebe

Wächterlymphknoten = Sentinel-Lymphknoten Erster Lymphknoten, der einem bestimmten Hautareal zugeordnet ist. Der Wächterlymphknoten spielt eine besondere Rolle in der Diagnostik und Prognose einer Melanomerkrankung oder beim Plattenepithelkarzinom.

Zytostatikum/Zytostatika Chemotherapeutikum, Zellgift, welches in den Vermehrungsprozess von Zellen eingreift und die weitere Zellvermehrung verhindert

(Internet-)Adressen
rund um das Thema Hautkrebs

Wo bekomme ich weitere Informationen?

Haftungsausschluss

Die angegebenen Adressen und Links sind als bloße Hinweise auf anderweitige Informationsquellen rund um das Thema Hautkrebs zu verstehen. Soweit nicht gesondert gekennzeichnet, steht das Angebot, auf das verwiesen wird, in keinerlei Zusammenhang mit den Autoren dieses Buches. Die Autoren haben keinerlei Einfluss auf angegebene oder dargestellte Inhalte. Es handelt sich um fremde Angebote, die von Dritten zur Verfügung gestellt werden.

Diese Feststellung gilt für alle innerhalb des Buches angeführten Verweise und Links. Für illegale, fehlerhafte oder unvollständige Inhalte und insbesondere für Schäden, die aus der Nutzung oder Nichtnutzung solcherart dargebotener Informationen entstehen, haftet allein der Verantwortliche des Angebots und nicht die Autoren dieses Buches.

Deutsche (Haut-)Krebsgesellschaft e.V.
Steinlestr. 6
D-60596 Frankfurt am Main
Tel. (069) 63 00 96 0
Fax (069) 63 00 96 66
www.deutsche-krebsgesellschaft.de

Deutsche Melanomgesellschaft e.V.
Gudrunstr. 21
D-44791 Bochum

Klinik für Dermatologie und Allergologie
Gudrunstr. 56
D-44791 Bochum
Tel. (0234) 509 0
Fax (0234) 509 34 09
www.derma.de/bochum

Deutsche Dermatologische Gesellschaft (DDG)
www.derma.de

Arbeitsgemeinschaft Dermatologische Onkologie (ADO)
www.ado-homepage.de

**Arbeitsgemeinschaft für Krebsbekämpfung der Träger der gesetzlichen
Kranken- und Rentenversicherung im Land NRW**
www.argekrebsnrw.de

Aktion Lichtblick – Eine Initiative gegen Hellen Hautkrebs e.V.
Postfach
D-60159 Frankfurt am Main
www.aktionlichtblick.de

Verein zur Bekämpfung von Hautkrebs e.V.
Universitätsklinik Tübingen
Liebermeisterstr. 20
D-72076 Tübingen
www.hautkrebs.de

Außerdem im Internet:
www.melanom.net
www.melanom.de
www.melanom.at
www.krebsinfo.de
www.hautkrebsstiftung.de
www.onkologie.de
www.krebshilfe.net
www.melanomhilfe.de
www.selbsthilfekrebs.de
www.selbsthilfe-hautkrebs.de

Literaturauswahl

Die im Folgenden aufgeführten Lehrbücher, Atlanten und Lexika richten sich meist an Ärzte, die spezielle Kenntnisse zu Hauterkrankungen im Allgemeinen und Hautkrebs im Speziellen benötigen. Ohne medizinische Vorkenntnisse sind sie zum Teil schwer verständlich.

Enzyklopädie der Dermatologie, Allergologie und Umweltmedizin
P. Altmeyer, M. Bacharach-Buhles; Springer-Verlag, 2002

Klinikleitfaden Dermatologie
P. Altmeyer, T. Dirschka, R. Hartwig; Urban & Fischer, 2002

Skin Cancer & UV Radiation
P. Altmeyer, K. Hoffmann, M. Stücker; Springer-Verlag, 1997

Dermatologie und Venerologie. Lehrbuch und Atlas
P. Fritsch; Springer-Verlag, 2003

Dermatologie
E. Jung, I. Moll; Duale Reihe, 2003

Lavenes Farbatlas der Dermatologie
G. M. Levene, G. White; Enke-Verlag, 1997

Die Haut und ihre Anhangsgebilde. Lehrbuch für Pflegeberufe
G. Deutschmann; Springer-Verlag, 2003

Laserbehandlung in der Dermatologie. Atlas und Lehrbuch
M. Landthaler, U. Hohenleutner; Springer-Verlag, 1999

CD Klinische Dermatologie
C. Schmoeckel; Thieme-Verlag, 1997

Taschenlexikon der Dermatologie. Klinik, Diagnostik und Therapie
M. Heckmann; Springer-Verlag, 1999

Dermatologie und Venerologie
G.K. Steigleder; Thieme-Verlag, 2000

Checkliste Dermatologie
W. Sterry, R. Paus; Thieme-Verlag, 1998

Therapie der Hautkrankheiten
C.E. Orfanos, C. Garbe; Springer-Verlag, 2001

Dermatologie und Venerologie
O. Braun-Falco, G. Plewig, H.H. Wolf; Springer-Verlag, 2005

Das Melanom
G. Burg, D. Burg; Piper-Verlag, 1993

Malignant Melanoma
E. Hölzle u.a.; Schattauer-Verlag, 1993

Immunotherapy of Malignant Melanoma
S.P. Leong; Springer-Verlag, 1996

Malignes Melanom
WM. Meigel; Schattauer-Verlag, 1993

Malignes Melanom
H. Voigt, UR. Kleeberg; Springer-Verlag, 1986

Prostatakarzinom, Malignes Melanom, Bildgebende Verfahren in der Onkologie
P. Barton; Springer-Verlag, 1990

Ultraviolette Strahlung und malignes Melanom: Bewertung epidemiologischer Studien von 1990–1996. Stellungnahme der Strahlenschutzkommission und wissenschaftliche Begründung
Urban & Fischer Verlag, 1999

Das Basaliom
J. Petres, I. Lohrisch; Springer-Verlag, 1993

Atlas der Hauttumoren im Gesicht
F. Härle; Hanser Fachbuch, 1993

Das Basaliom. Der häufigste Tumor der Haut
F. Eichmann, U. Walter; Springer-Verlag, 1981

Sonnenbaden ohne Reue. 50 Wege zum gesunden Umgang mit der Sonne
B. Tilton u.a.; Cox Deukalion Verlag, 1996

Sonne und Solarium, Genuss ohne Reue? Sonnenbrand, Sonnenallergien und Hautkrebs vermeiden
M. Grimmel, EG Jung; Stuttgart, 1994

Cancer of the Skin
D. S. Rigel u.a.; Saunders Company, 2005

Histological Diagnosis of Nevi and Melanoma
G. Massi; Steinkopff-Verlag, 2004

Melanoma prevention, detection and treatment
C. M. Poole; DuPont Guerry Yale University Press, 1998

Vorstufen des Hautkrebs
M. Zabel; Vivavital-Verlag, 1995

Benigne und maligne Tumoren der Haut. Ursachen, Klinik, Histopathologie
und Behandlung
R. M. MacKie u.a.; Hippokrates-Verlag, 1990

Stichwortverzeichnis